肿瘤限制性医疗技术
规范流程与管理

ZHONGLIU XIANZHIXING YILIAO JISHU
GUIFAN LIUCHENG YU GUANLI

主　编　张艳明　郭淑明

副主编　张晓晶　翟玉峰　张　信　赵学红

编　者（以姓氏笔画为序）

王　玮　王志恒　卢秀荣　吕晓波

张　信　张艳明　张晓晶　赵学红

柯　娟　贺红杰　郭淑明　黄　敏

翟玉峰

河南科学技术出版社

郑　州

内容提要

本书主要介绍了肿瘤限制性技术准入要求、流程、制度、预案、临床应用、护理、医院感染管理、随访等内容，围绕常见恶性肿瘤治疗原则，重点介绍了肿瘤热疗、肿瘤消融、肿瘤粒子植入 3 个限制性技术适应证、禁忌证、操作流程、随访等。本书以突出技能、重在质控为原则，以综合救治、疗效优先为基本思路，采用流程图的形式进行编写，旨在更加直观、实用。本书为提高各层肿瘤诊治人员对肿瘤限制性技术认识具有很好的指导意义，是临床工作者，特别是从事肿瘤限制性技术工作者的指导参考书。

图书在版编目（CIP）数据

肿瘤限制性医疗技术规范流程与管理 / 张艳明，郭淑明主编 . —郑州：河南科学技术出版社，2023.3

ISBN 978-7-5725-1111-0

Ⅰ．①肿…　Ⅱ．①张…②郭…　Ⅲ．①肿瘤－诊疗－技术操作规程　Ⅳ．① R73-65

中国国家版本馆 CIP 数据核字（2023）第 027529 号

出版发行：河南科学技术出版社
　　　　　北京名医世纪文化传媒有限公司
　　　　　地址：北京市丰台区万丰路 316 号万开基地 B 座 115 室　　邮编：100161
　　　　　电话：010-63863186　010-63863168
策划编辑：张利峰
文字编辑：郭春喜
责任审读：周晓洲
责任校对：龚利霞
封面设计：龙　岩
版式设计：艺澜轩
责任印制：程晋荣
印　　刷：河南瑞之光印刷股份有限公司
经　　销：全国新华书店、医学书店、网店
开　　本：787mm×1092mm　1/16　印张：8.75　字数：201 千字
版　　次：2023 年 3 月第 1 版　　2023 年 3 月第 1 次印刷
定　　价：69.00 元

前　言

　　癌症是严重危害人民生命的疾病。据我国 2004—2005 年调查，恶性肿瘤死亡率为第二位，几乎与第一位的脑血管病持平。大多数肿瘤发现时已为晚期，或者是经过常规手术、放疗、化疗、靶向治疗、免疫等治疗复发转移的患者比较多，为了减轻患者痛苦、提高生活质量，限制性技术开始广泛应用。

　　目前，我国限制类医疗技术临床应用为备案制，本书根据我院肿瘤科申报限制类医疗技术过程，就肿瘤内科限制类医疗技术肿瘤热疗、消融及粒子植入技术的准入、质控管理、临床应用、随访进行了阐述。内容涵盖了肿瘤热疗、消融、粒子植入 3 个限制性技术准入条件要求及质量控制，讲述了临床与应用适应证、禁忌证等内容。根据临床实际情况，以突出技能、重在质控为原则，以综合救治、疗效优先为基本思路，采用流程图的形式进行编写，更加直观、实用。本书为提高各层肿瘤诊治人员对肿瘤限制性技术认识具有很好的指导意义，是临床工作者，特别是从事肿瘤限制性技术工作者的指导参考书。

　　本书若有不足之处，希望读者提出批评指正，以便再版时改正。

临汾市中心医院肿瘤科主任　主任医师　张艳明

2022 年 6 月

目 录

第1章

肿瘤限制性技术概述

医疗技术是指医疗机构及其医务人员以诊断和治疗为目的而采取的医学专业手段和措施，但目前该办法侧重于手术科室的医疗技术，也就是手术授权。非手术科室的医疗技术较为多变，更为发散，分布科室更为广泛，这就对非手术科室的操作目录的建立及操作的授权提出了挑战。

国家卫健委 2018 年发布的《医疗技术临床应用管理办法》（以下简称《办法》），明确了医疗机构对本机构医疗技术的临床应用和管理承担主体责任。按照《办法》规定，医疗技术分禁止类医疗技术、限制类医疗技术和非限制类医疗技术。

目前，我国限制类医疗技术临床应用为备案制，本书根据我院肿瘤科申报限制类医疗技术过程，就肿瘤内科限制类医疗技术的申报过程进行阐述。

第一节　限制类医疗技术定义

《办法》规定，限制类医疗技术是指禁止类技术目录以外，并具有下列情形之一的医疗技术。

1. 技术难度大、风险高，对医疗机构的服务能力、人员水平有较高专业要求，需要设置限定条件的。

2. 需要消耗稀缺资源的。

3. 涉及重大伦理风险的。

4. 存在不合理临床应用，需要重点管理的。

第二节　限制类医疗技术管理的变革

2009 年以前，国家仅对个别重点医疗技术进行准入和监管。例如，2001 年印发了《临床输血技术规范》，2006 年出台了《人体器官移植技术临床应用管理暂行规定》，2007 年开展了器官移植机构及人员的审定工作。

2009—2015 年，国家对医疗技术实行分级分类管理。原国家卫生部印发的《医疗技术临床应用管理办法》规定，将医疗技术准入管理分为 3 类：第一类医疗技术临床应用由医疗机构根据功能、任务、技术能力实施严格管理；第二类医疗技术目录由省级卫生行政部门根据本辖区情况制定并公布，报原国家卫生部备案；第三类医疗技术目录由原国家卫生部制定公布，并根据临床应用实际予以调整。

2015—2018 年，原国家卫计委取消了第三类医疗技术临床应用准入审批，医疗技术的临床应用管理从"准入审批"改为"备案管理"，由重审批转为重监管。通过公布《限制临床应用的医疗技术(2015 版)》，提出了对医疗机构、医务人员、医疗技术准入管理的具体要求。在这期间，为保证政策的有序衔接，制定了过渡期管理模式，提出禁止类医疗技术和限制类医疗技术的确定原则，将第二、三类医疗技术的管理方式变更为备案管理，明确限制类技术目录及规范。新的变革强调了"医疗机构对本机构医疗技术临床应用和管理承担主体责任"，医疗技术的临床应用应以技术的安全和有效为基础，因此技术准入评估的强制性和规范性是医疗技术临床应用的必要环节。

2018 年 8 月，国家卫生健康委员会对原国家卫生部 2009 年制定的《医疗技术临床应用的管理办法》（以下简称《办法》）进行了全面修订。新修订的《办法》，对限制类医疗技术进行了严格的规定：要求医疗机构拟开展限制类技术临床应用的，应当按照相关医疗技术临床应用管理规范进行自我评估，符合条件的可以开展临床应用，并向核发其《医疗机构执业许可证》的卫生行政部门备案。需要强调的是，《办法》中明确建立了限制类医疗技术临床应用备案制度。

第三节　限制类医疗技术目录

需要限定条件的医疗技术的目录根据医疗技术临床应用的发展，分别由国家卫生健康委员会和省级卫生行政部门规定、发布，分为国家限制类医疗技术和省级限制类医疗技术。目前，国家卫生健康委员会制定并发布有国家限制类医疗技术目录《限制临床应用的医疗技术（2015 年版)》；省级卫生行政部门可以结合本行政区域实际情况，在国家限制类技术目录基础上增补省级限制类技术相关项目，制定发布相关技术临床应用管理规范，并报国家卫生健康委员会备案。

国家限制类医疗技术目录

1. 造血干细胞移植技术。
2. 同种胰岛移植技术。
3. 同种异体运动系统结构性组织移植技术。
4. 同种异体角膜移植技术。
5. 同种异体皮肤移植技术。
6. 性别重置技术。
7. 质子和重离子加速器放射治疗技术。
8. 放射性粒子植入治疗技术。
9. 肿瘤深部热疗和全身热疗技术。
10. 肿瘤消融治疗技术。
11. 心室辅助技术。
12. 人工智能辅助诊断技术。
13. 人工智能辅助治疗技术。
14. 颅颌面畸形颅面外科矫治技术。
15. 口腔颌面部肿瘤颅颌联合根治技术。

由于质子和重离子加速器昂贵，不能普及，因此本书主要就肿瘤的放射性粒子植入治疗技术、肿瘤深部热疗和全身热疗技术、肿瘤消融治疗技术进行阐述。

第四节　医疗技术准入的备案及管理

医疗技术准入是指应用循证医学原理和方法，对医疗技术的安全性、有效性、经济性和社会伦理适应性等方面进行系统评估，决定其是否能进入临床试验阶段和从探索性医疗技术转变为应用。

限制类医疗技术应执行备案管理。按照要求以上限制类医疗技术应执行备案管理，医院对照限制类医疗技术管理规范要求进行自评，对于符合限制类医疗技术管理规范的医疗技术可以开展临床应用，并于开展首例临床应用之日起15个工作日内，向核发其《医疗机构执业许可证》的卫生行政部门备案。

一、备案材料

1. 开展临床应用的限制类技术名称和所具备的条件及有关评估材料。

2. 本机构医疗技术临床应用管理专门组织和伦理委员会论证材料。

3. 技术负责人（限于在本机构注册的执业医师）资质证明材料。

备案部门应当自收到完整备案材料之日起15个工作日内完成备案，在该医疗机构的《医疗机构执业许可证》副本备注栏予以注明，并逐级上报至省级卫生行政部门。

二、申报条件

申报新技术项目前必须周密考虑该项目要解决的问题、预期的效果及可能产生的危害，要有科学可行的防范措施。医疗新技术项目负责人必须为本院在职工作人员，参加人员必须具备承担该项目的专业资格和能力。

申报的医疗新技术项目在临床应用前，所有参加人员必须经过培训，充分了解该项目的技术路线与步骤，包括病例的选择，严格科学地论证该项目的适应证和禁忌证，并进行安全性评价。对可能出现的并发症及意外要有处理预案，做到对可能出现的问题能进行及时、准确、有效的处理。科室的设备和后勤条件必须达到安全有效地进行该项目的要求。

三、准入的管理

国家建立医疗技术临床应用质量管理与控制制度，充分发挥各级、各专业医疗质量控制组织的作用，以"限制类技术"为主加强医疗技术临床应用质量控制，对医疗技术临床应用情况进行日常监测与定期评估，及时向医疗机构反馈质控和评估结果，持续改进医疗技术临床应用质量。

二级以上的医院、妇幼保健院及专科疾病防治机构医疗质量管理委员会应当下设医疗技术临床应用管理的专门组织，由医务、质量管理、药学、护理、院感、设备等部门负责人和具有高级技术职务任职资格的临床、管理、伦理等相关专业人员组成。该组织的负责人由医疗机构主要负责人担任，由医务部门负责日常管理工作，主要职责是：①根据医疗技术临床应用管理相关的法律、法规、规章，制定本机构医疗技术临床应用管理制度并组织实施；②审定本机构医疗技术临床应用管理目录和手术分级管理目录并及时调整；③对首次应用于本机构的医疗技术组织论证，对本机构已经临床应用的医疗技术定期开展评估；④定期检查本机构医疗技术临床应用管理各项制度执行情况，并提出改进措施和要求；⑤省级以上卫生行政部门规定的其他职责。

医院医疗质量与安全管理委员会定期召开会议审核医疗新技术，在会议审查前对申报的新技术进行初始审查和主审审查。初始审查：是指医院医政管理部门对科室提交申报材料的完整性及规范性进行形式审查。主审审查：通过初始审查的新技术，在委员会会议前，确定1～2名主审委员对每项医疗新技术进行预审查，并形成初步审查意见。主审审查项目应当包括下列内容：医疗技术整体内容是否符合相关法律、行政法规和部门规章的规定；是否符合公认的科学原理和技术要求，是否准确可靠；医学伦理审查，其中涉及医疗伦理，需经过医院伦理委员会审批；需核实该项医疗技术是否在卫生行政部门规定第二类、第三类医疗技术目录中，如在，需按照要求上报相关上级卫生行政部门审批；同一医疗技术距上次未通过审核的时间是否超过12个月，未满12个月的不予审批；医疗技术的安全性、有效性、经济效益、社会效益等内容；应急预案措施的科学性、及时性、完整性等内容；知情同意书告知内容的完整性、语言通俗易懂、替代诊疗方案科学性等内容。主审委员对主要审核的医疗技术应填写"主审委员审评表"，提出具体的修改建议；并在会议上陈述其审查意见。

对于符合快速审查条件的项目，如有效性和安全性比较确切的临床检验、检查新技术，采用快审方式，即临时组织1～2名委员对新技术进行审查，并出具审查批件。科室开展的医疗新技术都应通过会议或快速审查批准，各科室不得擅自开展未经批准的医疗新技术。拟开展医疗新技术如存在重大伦理问题，应提交医院伦理委员会进行审议通过后，再经过医院医疗质量与安全管理委员会审议通过后方可应用于临床。

医疗机构在医疗技术临床应用过程中出现以下情形之一的，立即暂停临床应用：①该医疗技术被国家卫生健康委员会列为"禁止类技术"；②从事该医疗技术的主要专业技术人员或者关键设备、设施及其他辅助条件发生变化，不能满足相关技术临床应用管理规范要求，或者影响临床应用效果；③该医疗技术在本机构应用过程中出现重大医疗质量、医疗安全或者伦理问题，或者发生与技术相关的严重不良后果；④发现该项医疗技术临床应用效果不确切，或者存在重大质量、安全或者伦理缺陷。

出现第②、③项情形，属于限制类技术的，应当立即将有关情况向核发其《医疗机构执业许可证》的卫生行政部门报告，卫生行政部门应当及时取消该医疗机构相应医疗技术临床应用备案，在该机构《医疗机构执业许可证》副本备注栏予以注明，并逐级向省级卫生行政部门报告。

出现第④项情形的，应当立即将有关情况向核发其《医疗机构执业许可证》的卫生行政部门和省级卫生行政部门报告。省级卫生行政部门应当立即组织对该项医疗技术临床应用情况进行核查，确属医疗技术本身存在问题的，可以暂停该项医疗技术在本地区的临床应用，并向国家卫生健康委员会报告。国家卫生健康委员会收到报告后，组织专家进行评估，决定需要采取的进一步管理措施。

四、技术的监管

医院应按照国家或省级卫生行政部门颁布的限制类医疗技术管理规范进行管理。重点监管医疗新技术在临床应用过程中出现的不良反应、并发症、安全和疗效情况。医政管理部门应当按照相关要求，完整、准确、及时地向国家和省级医疗技术临床应用信息化管理平台逐例报送限制类技术临床应用情况，并根据限制类技术临床应用情况对医疗新技术、参加人员、设施设备情况等实行动态评估管理。

五、档案管理

医疗新技术档案具有实用性、专业性、保密性、原始性、价值性的特点，所以要求医疗新技术档案由专人管理。院科两级分别建立医疗新技术档案，文档应包括纸质版和电子版。档案保存应体现开展的医疗新技术从立项、审批、监管的全过程。

医疗新技术档案管理要按照限制类医疗技术和医院自行开展的医疗新技术分类进行管理。根据风险程度，如手术、介入、麻醉、内镜、腔镜等风险较高的新技术应重点加强档案管理，尤其是追踪监管资料档案管理。①建立新技术立项、审批及监管档案。医疗新技术档案应包括：新技术申请书、人员资质、仪器设备情况、知情同意书、技术管理规范，应急预案及风险处理措施、相关新技术文献及指南、查新报告等。医疗新技术在审批过程中，档案应包括：医疗质量与安全管理委员会审批时的会议纪要、委员投票意见表、批件等。新技术在应用过程中，档案应包括：新技术临床应用情况报告表、年度总结表、发表文章等。②建立院内新技术目录。根据医院开展新技术实际情况，编制目录，医院根据新技术临床应用情况及追踪评审结果，及时将新技术目录进行实时更新。

医疗机构开展的限制类技术目录、手术分级管理目录和限制类技术临床应用情况应当纳入本机构院务公开范围，主动向社会公开，接受社会监督。

第五节　限制性技术申报准入填写表格要求

以下例举山西省卫生健康委员会（监制）的限制类技术临床应用能力审核申请书的内容。

一、医疗机构基本情况

名　　称		登记号	

二、项目所在科室情况

1.科室人员情况

职称结构	总计人数	卫生技术人员												其他			
		医　师				护理人员				技术人员				合计	高级职称	中级职称	初级职称
		正高级职称	副高级职称	中级职称	初级职称	正高级职称	副高级职称	中级职称	初级职称	正高级职称	副高级职称	中级职称	初级职称				
学历结构	总计人数		博士		硕士			本科			专科及其他						

2. 主要工作人员情况

姓　名	性别	出生年月	学历	职称	专业	从事本专业的时间

3. 项目负责人简况

姓名		性别		出生年月	
学历、学位		职称		职务	
专业		专长			
联系电话			电子邮箱		
医师执业证书编号					
何时何地开始从事本项目的专业工作					
该项目的专业培训（进修）经历					

时　间	地　点	指导老师	参与例数	备　注

专业工作（含临床实践、教学与主要科研情况）简述

近 3 年累计独立完成（术者）该项技术例数：×× 例

三、项目所在科室的专用设备、设施及工作基础

场所情况	独立病区 ＿＿×＿＿ 个			独立病床 ＿×× 张	
	其他场所情况（包括专用实验室等） ①名称＿＿＿＿＿： ＿×× 平方米 ②名称＿＿＿＿＿： ＿×× 平方米 ③名称＿＿＿＿＿： ＿×× 平方米				
	总面积 ＿＿＿×××＿＿ 平方米				

设备情况		名称	型号及产地	台数	
	必备设备				
	应有设备				

综合技术情况	已开展项目	开展时间	例数（例／年）	手术成功率	存活情况
	该项目病例病案号				

注：综合技术情况是指所在科室开展的与该申请项目相关并能体现医疗技术水平的技术。

四、相关辅助设施情况

<table>
<tr><td rowspan="4">科室名称</td><td>工作用房</td><td colspan="2">面积____平方米</td><td colspan="2">病床____张</td><td colspan="4">卫生标准 _____类</td></tr>
<tr><td rowspan="1">主要相关设备</td><td colspan="9"></td></tr>
<tr><td rowspan="4">项目相关人员
（1～3人）</td><td>姓名</td><td>性别</td><td>出生年月</td><td>学历学位</td><td>职称</td><td>专业</td><td>从事专业年限</td><td>参与本项目例数</td></tr>
<tr><td></td><td></td><td></td><td></td><td></td><td></td><td></td><td></td></tr>
<tr><td></td><td></td><td></td><td></td><td></td><td></td><td></td><td></td></tr>
<tr><td></td><td></td><td></td><td></td><td></td><td></td><td></td><td></td></tr>
</table>

<table>
<tr><td rowspan="4">科室名称</td><td>工作用房</td><td colspan="4">面积_____平方米</td><td colspan="4">卫生标准 _____类</td></tr>
<tr><td>主要相关设备</td><td colspan="8"></td></tr>
<tr><td rowspan="4">项目相关人员
（1～3人）</td><td>姓名</td><td>性别</td><td>出生年月</td><td>学历学位</td><td>职称</td><td>专业</td><td>从事专业年限</td><td>参与本项目例数</td></tr>
<tr><td></td><td></td><td></td><td></td><td></td><td></td><td></td><td></td></tr>
<tr><td></td><td></td><td></td><td></td><td></td><td></td><td></td><td></td></tr>
<tr><td></td><td></td><td></td><td></td><td></td><td></td><td></td><td></td></tr>
</table>

<table>
<tr><td rowspan="4">科室名称</td><td>工作用房</td><td colspan="4">面积_____平方米</td><td colspan="4">卫生标准 _____类</td></tr>
<tr><td>主要相关设备</td><td colspan="8"></td></tr>
<tr><td rowspan="4">项目相关人员
（1～3人）</td><td>姓名</td><td>性别</td><td>出生年月</td><td>学历学位</td><td>职称</td><td>专业</td><td>从事专业年限</td><td>参与本项目例数</td></tr>
<tr><td></td><td></td><td></td><td></td><td></td><td></td><td></td><td></td></tr>
<tr><td></td><td></td><td></td><td></td><td></td><td></td><td></td><td></td></tr>
<tr><td></td><td></td><td></td><td></td><td></td><td></td><td></td><td></td></tr>
</table>

五、该项目的基本概况和可行性论证（可加页）

1. 国内外应用情况（包括该项技术在国内外的应用时间、范围、例数及获得相关监督管理部门的准入情况）
2. 适应证
3. 禁忌证
4. 不良反应
5. 质量控制措施
6. 判定标准和评估方法
7. 其他医疗技术治疗同种疾病的比较（风险、疗程、疗效、费用等方面）
8. 风险评估与应急预案

六、该项目相关保障制度

1. 术前和术后管理制度
 严格遵守本系统疾病诊疗规范：   是
 严格遵守本诊疗技术操作规范和诊疗指南：   是
 严格掌握手术适应证和禁忌证：   是
 手术由本院具有临床应用能力的、在职主治医师以上的医师决定：   是
 按照四级手术管理的技术，由在职副主任医师决定和实施：   否
 是否有术前的手术方案和预防并发症的措施：   是
 是否有术后的治疗与管理方案：   是

2. 告知制度
 开展本手术前
 是否向患者或其法定监护人、代理人告知手术目的：   是
 是否向患者或其法定监护人、代理人告知手术风险：   是
 是否向患者或其法定监护人、代理人告知术后注意事项：   是
 是否向患者或其法定监护人、代理人告知可能发生的并发症及预防措施：   是
 是否签署知情同意书：   是

3. 随访制度
 是否建立诊疗质量管理制度：   是
 是否建立诊疗后随访制度：   是
 是否按制度规定进行随访：   是
 是否有随访记录：   是

4. 操作方案

5. 患者须知

七、本医疗机构的伦理论证报告

项目技术主要内容：

审查评议意见：

结论：

单位公章

年　　月　　日

八、医疗机构伦理委员会意见

负责人签字：

年　月　日

九、申请单位意见

医疗机构法人签字（签章）：

单位公章

年　月　日

十、专家组意见

专家组签字：

年　月　日

第六节　如何知道医疗机构是否有资格开展限制类医疗技术

如何知道医疗机构是否有资格开展限制类医疗技术呢？通过以下三种途径即可查询：

1. 通过医疗机构有效的《医疗机构执业许可证》的诊疗科目栏，查看本医疗机构核准登记有哪些诊疗科目。

2. 通过医疗机构院务公开栏或电子显示屏，查看本机构向社会公示可以开展的限制类技术目录、手术分级管理目录和限制类技术临床应用情况。

3. 可在医疗机构所属的辖区县级以上的卫生健康行政部门的门户网站上，查询已获资格开展限制类医疗技术的医疗机构名单。

参 考 文 献

[1] 胡婷婷，盖晓红. 医疗技术临床应用管理现状及对策研究 [J]. 中国保健营养，2020, 30(7): 29-30.

[2] 吴少玮，向伟. 全员全医疗行为监管视角下人员资质管理问题与建议 [J]. 中国医院管理，2021, 41(9):45-47.

[3] 吴朝阳，路伟. 如何做好新技术准入管理 [J]. 中国卫生质量管理，2020, 27(5):107-109, 122.

[4] 崔洋海，李小莹，冀冰心，等. 医疗新技术临床应用的监管与档案管理 [J]. 中国病案，2020, 21(12):49-50, 80.

[5] 马璐，孙永军，李宁，等. 医疗新技术的科学规范化管理 [J]. 现代医院管理，2018, 16(4):56-58.

[6] 国家卫生健康委员会，医疗技术临床应用管理办法. 2018 年 11 月 1 日实施.

第 2 章

肿瘤热疗技术

肿瘤热疗（hyperthermia）是泛指用加热来治疗肿瘤的一类治疗方法。基本原理是利用物理能量（射频、微波、超声和激光等）加热人体全身或局部，使肿瘤组织温度上升到有效治疗温度，并维持一定时间，利用正常组织和肿瘤细胞对温度耐受能力的差异，达到既能使肿瘤细胞凋亡，又不损伤正常组织的治疗目的。肿瘤组织（42.5～43.5℃），正常组织（安全温度为45℃±1℃）。

我国古代就有用"热"来治疗疾病的传统。古希腊名医希波克拉底（公元前460—公元前370年，医药之父）也用加热疗法治疗肿瘤，他有句座右铭"药物不能治愈的可用手术治疗，手术不可能治的可用热疗治，热疗不能治的就无法治了"。19世纪末，德国医师Busch和Bruns先后报道了感染丹毒高热后肿瘤消退的案例；1918年，Coley和他的女儿先后报道了使用Coley毒素诱发的人工高热具有治疗恶性肿瘤的作用。20世纪末，随着物理学、工程技术学和生物学等多学科的介入和联合攻关，推动了高温设备的不断更新换代，使高温治癌进入一个现代飞速发展时期，成为肿瘤治疗充满希望的重要手段之一。

热疗直接诱导细胞死亡的确切机制并不是很清楚，但它应该是一种与DNA损伤有关的热诱导凋亡和蛋白质失活效应的结合。肿瘤内的血管、血流与正常组织显著不同。肿瘤的毛细血管壁由单层内皮细胞和缺乏弹性基膜的外膜构成，较脆弱，在高热、压力增高时容易破裂。在高热作用下，肿瘤周围的正常组织血管扩张，血流加快，有良好的血液循环，散热快，温度升高慢；肿瘤内血流缓慢，阻力大，散热困难，热量容易积聚，温度升高快，成为一个巨大的储热库，两者温差可达5～10℃，肿瘤中心温度一般比肿瘤周边高1～1.5℃。肿瘤细胞对热耐受性低，一般癌细胞在42℃、2h以上可以杀灭，而正常细胞可以长时间耐受42～43℃高热。癌细胞特别容易受到加热影响。体内实验研究表明，40～44℃温度范围即可引起更多的对肿瘤细胞的选择性损伤。在42℃以上的温度下，肿瘤血管被损坏，导致肿瘤组织血流量下降，这种热疗诱导的血流量下降致肿瘤细胞的缺氧和酸性环境，大部分的肿瘤细胞脱离了增殖循环。热疗能通过各种途径增强对肿瘤细胞的免疫反应。体内研究表明，热疗可使NK细胞活性增强，同时热疗提高中性粒细胞的抗肿瘤效应。体外研究表明，热疗增加T细胞，特别是B细胞热损伤。但在体内，这些免疫细胞在治疗后不久即得到恢复，还可以与热疗诱导的树突状细胞相互作用。高热会导致蛋白质变性，温和的加热仅会使蛋白失活。通过关闭细胞内的关键酶，温和的热疗导致热休克蛋白和较高水平的细胞内肿瘤抗原表达的增加。再联合放疗"第二次打击"导致细胞坏死及 HSPs 和肿瘤抗原复合物释放。热休克蛋白肿瘤抗原由树突状细胞和巨噬细胞吞噬，进而诱导特异性抗肿瘤免疫反应，局部的热疗的应用确实可以导致全身肿瘤的杀伤。

热疗效果的影响因素：多因素影响热疗引起的细胞损伤的机制和程度，一个关键因素是温度。加热癌组织到较高的温度（50℃以上）引起肿瘤蛋白变性与直接消融。在 42.5 ～ 43℃的温度，在保持同等细胞杀伤效应的情况下，每升高 1℃，治疗时间减半。鉴于热疗的效果随强度和时间的增加而提高，因此提高加热速率也会增加肿瘤的杀伤。在 37 ～ 43℃快速的加热时引起细胞膜损伤；50℃快速加热 30 分钟可导致坏死性细胞死亡；43℃逐级加热 1h 可通过凋亡途径。

热疗温度、时间设定：表浅肿瘤、腔道肿瘤为 42 ～ 43℃ /30 ～ 40min 为宜。深部肿瘤为 40 ～ 41.5℃ /60 ～ 180min，42 ～ 43℃ /40 ～ 60min，43 ～ 45℃ /15 ～ 30min 为宜。

目前热疗与化疗、放疗结合，用于实体肿瘤及恶性胸腹水的治疗，并有较多临床研究表明可使有效率及生活质量得到提高，联合治疗明显优于单一治疗。

第一节　肿瘤热疗技术评审准入要求及流程图

一、填写申请书

有相关工作人员、设备设施、技术支持，填写《限制类技术临床应用能力审核申请书》。

根据省卫生行政部门监制的审核申请书进行填写，项目负责人及科室负责人需于承诺书签字，承诺①本申请书的内容均为真实信息；②严格按照《医疗技术临床应用管理办法》的有关规定，建立和完善技术应用的规章制度和操作规范，确保医疗安全；③及时整理、分析、总结病例资料及临床应用信息，按期接受评估；④如应用期间发生《医疗技术临床应用管理办法》第二十五条所规定情形的，立即暂停临床应用并上报卫生健康行政部门；⑤申请的限制类技术距上次同一限制类技术未通过临床应用能力技术审核时间未满 12 个月的不再申请。

我院所使用的为山西省卫生健康委员会监制的申请书，包括以下内容。

1. 医疗机构基本情况，如名称、登记号、医院性质、医院等级、法人代表、地址、联系电话、编制床位、在编人员、申报负责人、项目负责人、相应诊疗科目登记情况、相应科室设置情况等。

2. 项目所在科室情况，有科室卫生技术人员职称结构及学历结构、主要工作人员情况、项目负责人及科室负责人简况（需写明该项目的专业培训或进修经历）。

3. 项目所在科室的专用设备、设施及工作基础，场所情况，包括独立病区数量、独立病床数量，其他场所名称及面积，热疗技术相关场所包括热疗机房、CT 室、超声科等；设备情况包括必备设备及应有设备的名称、型号及产地、台数等，热疗必备设备有：微波治疗机、体外高频热疗机、心电监护仪等；应有设备有 CT 机、便携式 B 超机等；工作基础即综合技术情况，包括与该技术相关的已开展的项目名称、开展时间、例数、手术成功率、病例病案号等（综合技术情况是指所在科室开展的与该申请项目相关并能体现医疗技术水平的技术）。

4. 相关辅助设施情况，包括相关科室工作用房面积、病床数量、卫生标准、主要相关设备、项目相关工作人员情况等；热疗相关的科室有放疗技术科、超声科、医学影像科等，放疗技术科主要相关设备有模拟定位机、加速器、后装治疗机等。

5. 该项目的基本概况和可行性论证，有国内外应用情况（包括该项技术在国内外的应用时间、范围、例数及获得相关监督管理部门的准入情况）、适应证、禁忌证、不良反应（①全身发热；②在治疗过程中，极少数人会出现Ⅰ-Ⅱ度浅烫伤，部分肥胖的人会出现脂肪硬结，不做任何处理在数周后也能自行吸收、愈合；③加热过程中心率加快，心脏负荷增加；④大量出汗可使电解质失衡）、质量控制措施（严格把握适应证及禁忌证、严格按操作规程进行操作）、判定标准和评估方法（疗效评估参照WHO标准，可结合其他评价指标，如无进展生存期等）、其他医疗技术治疗同种疾病的比较（风险、疗程、疗效、费用等方面）、风险评估与应急预案。

6. 该项目相关保障制度：①术前和术后管理制度，是否严格遵守本系统疾病诊疗规范、严格遵守本诊疗技术操作规范和诊疗指南、严格掌握手术适应证和禁忌证、手术由本院具有临床应用能力的在职主治医师以上的医师决定、按照四级手术管理的技术由在职副主任医师决定和实施、是否有术前的手术方案和预防并发症的措施、是否有术后的治疗与管理方案；②告知制度，开展本手术前，是否向患者或其法定监护人、代理人告知手术目的，是否向患者或其法定监护人、代理人告知手术风险，是否向患者或其法定监护人、代理人告知术后注意事项，是否向患者或其法定监护人、代理人告知可能发生的并发症及预防措施，是否签署知情同意书；③随访制度，是否建立诊疗质量管理制度、是否建立诊疗后随访制度、是否按制度规定进行随访、是否有随访记录；④其他，包括患者须知、热疗机的使用和保养等。

7. 本医疗机构的伦理论证报告，对该技术的原理、使用方法、疗效、目的进行阐述，说明其是否符合医学伦理学的观点和原则，并得出是否同意开展该技术的结论。

8. 医疗机构伦理委员会意见。

9. 申请单位意见。

10. 专家组意见。

11. 卫生健康行政部门意见。

二、收集资料

收集以下资料：

《医疗机构执业许可证》副本；

医院评审证书；

辐射安全许可证、放射诊疗许可证；

医护人员《医师执业证书》《护士执业证书》《职称证书》《结业证书》；

设备目录（热疗机、心电监护仪、CT及超声等设备）；

设备营业执照、生产许可证、产品注册证、进口许可证等复印件；

肿瘤深部热疗技术相关药品（处理不良反应及抢救用药）说明；

医学伦理委员会审查报告复印件，内容包括项目名称、承担单位、项目负责人、职称、伦理可行性阐述等；

医学伦理委员会成员名单（包括姓名、工作单位、专业、职务、职称等情况）。

热疗技术评审准入要求、管理流程

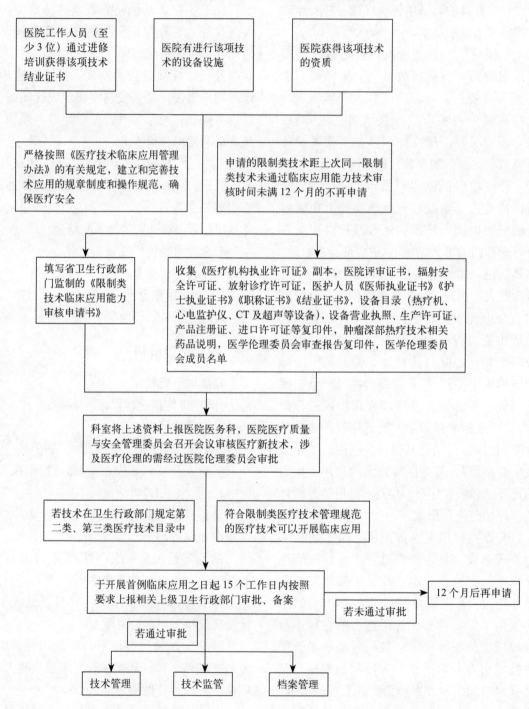

第二节 肿瘤热疗技术管理制度

一、肿瘤深部热疗和全身热疗技术管理规范（2017 年版）

为规范肿瘤深部热疗和全身热疗技术（以下简称肿瘤热疗技术）临床应用，保证医疗质量和医疗安全，制定本规范。本规范是医疗机构及其医务人员开展肿瘤热疗技术的最低要求。

本规范所称肿瘤深部热疗和全身热疗技术是指采用物理方法使肿瘤、肿瘤所在区域或全身的温度升高，通过一系列生物学效应，使肿瘤细胞损伤，单独或联合放疗、化疗等其他手段进行治疗的技术。该技术包括深部热疗（区域性热疗）和全身热疗，其加热的物理因子包括射频、微波、红外线、超声、电容、电磁等，治疗途径包括无创、微创侵入和经生理性腔道等。本规范所称肿瘤深部热疗和全身热疗技术不包括肿瘤消融治疗技术。

（一）医疗机构基本要求

1. 开展肿瘤热疗技术的医疗机构，应当与其功能、任务和技术能力相适应。

2. 具有卫生计生行政部门核准登记的与肿瘤治疗相关的二级诊疗科目。

3. 具备食品药品监督管理部门批准用于临床治疗的肿瘤热疗设备。

4. 肿瘤深部热疗应当具备相应的影像引导设备，如超声、CT 或 MRI 等，以及局部的温度监控设备；肿瘤全身热疗应当具备温度监控设备，并配备多功能监护仪，在全身热疗过程中能进行心电、呼吸、血压、脉搏、血氧饱和度监测。

5. 全身热疗室应当具备心、肺、脑抢救复苏条件，有氧气通道、除颤器、吸引器等必要的急救设备和药品。

6. 至少有 2 名具有肿瘤热疗技术临床应用能力的医师及经过肿瘤热疗相关知识和技术培训并考核合格的其他专业技术人员。肿瘤热疗技术负责人还应当具备副主任以上专业技术职务任职资格。

（二）人员基本要求

1. 开展肿瘤热疗技术的医师

（1）取得《医师执业证书》，执业范围为开展本技术应用相关专业的本医疗机构注册医师。

（2）有 3 年以上肿瘤诊疗的临床工作经验，具有主治医师及以上专业技术职务任职资格。

（3）经过省级卫生行政部门指定的培训基地关于肿瘤热疗技术临床应用培训，具备肿瘤热疗技术临床应用的能力。

2. 其他相关专业技术人员　经过肿瘤热疗技术相关专业系统培训，满足开展肿瘤热疗技术临床应用所需的相关条件。

（三）技术管理基本要求

1. 严格遵守肿瘤热疗技术操作规范和诊疗指南，正确掌握肿瘤热疗技术适应证和禁忌证，根据患者病情和经济承受能力等综合判断，决定治疗方案。

2. 由具有相应肿瘤热疗技术临床应用能力的本医疗机构医师制订合理的治疗与管理方案并组织实施。

3. 实施肿瘤热疗技术前，术者应当亲自向患者及其家属告知治疗目的、风险、注意事项、可能发生的并发症及预防措施等，并签署知情同意书。

4.肿瘤深部热疗必须在温度监控下实施（要求测温传感器实时测温）；全身热疗必须在温度和生命体征监控下实施。

5.实施肿瘤热疗后应严密观察病情，及时处理可能发生的并发症。

6.建立健全肿瘤热疗技术评估和随访制度，并按规定进行随访、记录。

7.建立病例信息数据库，在完成每例次肿瘤热疗治疗后，应当按要求保留并及时上报相关病例数据信息。

8.医疗机构及其医师要接受肿瘤热疗技术临床应用能力审核，包括病例选择、治疗有效率、严重并发症、死亡病例、医疗事故发生情况、术后患者管理、患者生存质量、随访情况和病例质量等。

9.其他管理要求。

（1）使用经过国家食品药品监督管理总局批准的肿瘤热疗技术相关器材，不得违规重复使用一次性肿瘤热疗器材。

（2）建立定期仪器设备检测、维护制度和使用登记制度，保证器材来源可追溯。建立定期环境安全检测制度（要求第三方检测），新机器使用前要求生产企业提供热分布图和环境安全检测报告。

（四）培训管理要求

1.医师培训要求

（1）应当具有《医师执业证书》，从事与肿瘤热疗技术相关专业，主治医师及以上专业技术职务任职资格。

（2）应当接受至少3个月的系统培训。在指导医师指导下，完成20学时以上的肿瘤热疗相关理论学习，参与50例次以上肿瘤热疗患者的治疗和全过程管理，包括专科病历书写、术前评估、围术期处理、术后并发症处理及随访等。

（3）在境外接受肿瘤热疗技术培训

3个月以上，有境外培训机构的培训证明，并经省级卫生行政部门指定的培训基地考核合格后，可以视为达到规定的培训要求。

（4）在本规范印发之日前，从事临床工作满10年，具有副主任医师专业技术职务任职资格，近5年独立开展肿瘤热疗技术临床应用不少于100例，未发生严重不良事件的可免于培训。

2.培训基地要求

（1）培训基地条件：省级卫生行政部门指定肿瘤热疗技术培训基地。培训基地应当具备以下条件。

①三级甲等医院，符合肿瘤热疗技术管理规范要求，近3年每年完成深部热疗和全身热疗200例以上。

②具备进行规模人员培训的软硬件条件，具备进行热疗的基础与临床研究的条件。

（2）有3名以上具备较高肿瘤热疗技术临床应用能力的指导医师：指导医师应当具有10年以上肿瘤热疗临床诊疗工作经验，取得副主任医师及以上专业技术职务任职资格；其中，至少有1名指导教师应当具有15年以上肿瘤热疗临床诊疗工作经验，取得主任医师专业技术职务任职资格。

（3）培训工作基本要求

①培训教材和培训大纲满足培训要求，课程设置包括基础理论、临床实践。

②保证接受培训的医师在规定时间内完成规定的培训。

③培训结束后，对接受培训的医师进行考试、考核，并出具是否合格的结论。

④为每位接受培训的医师建立培训及考试、考核档案。

二、肿瘤深部热疗和全身热疗技术临床应用质量控制指标（2017 年版）

1. 适应证符合率

（1）定义：肿瘤深部热疗或全身热疗技术适应证选择正确，且无技术应用禁忌证的患者例数占同期肿瘤深部热疗或全身热疗技术总患者例数的比例（见注 1）。

（2）计算公式

$$肿瘤热疗适应证符合率 = \frac{肿瘤深部热疗或全身热疗技术适应证选择正确且无忌证的患者例数}{同期肿瘤深部热疗或全身热疗技术总患者例数} \times 100\%$$

（3）意义：反映医疗机构肿瘤深部热疗或全身热疗的规范性。

2. 肿瘤热疗治疗温度和时间选择正确率

（1）定义：肿瘤深部热疗或全身热疗温度和时间选择正确的例数占同期肿瘤深部热疗或全身热疗技术总例数的比例（见注 2）。

（2）计算公式

$$肿瘤热疗治疗温度和时间选择正确率 = \frac{肿瘤深部热疗或全身热疗温度和时间选择正确的例数}{同期肿瘤深部热疗或全身热疗技术总例数} \times 100\%$$

（3）意义：反映医疗机构肿瘤深部热疗或全身热疗的规范性。

3. 围术期并发症发生率

（1）定义：围术期（术后 30d 内）并发症发生的例次数占同期肿瘤深部热疗或全身热疗技术总例次数的比例（见注 3）。

（2）计算公式

$$围术期并发症发生率 = \frac{围术期并发症发生的例次数}{同期肿瘤深部热疗或全身热疗技术总例次数} \times 100\%$$

（3）意义：反映医疗机构肿瘤深部热疗或全身热疗的安全性。

4. 术后死亡率

（1）定义：术后死亡是指实施肿瘤深部热疗或全身热疗治疗患者，术后（住院期间内）死亡，包括因不可逆疾病而自动出院的患者。术后死亡率是指术后患者死亡人数占同期肿瘤深部热疗或全身热疗治疗患者总数的比例。

（2）计算公式

$$术后死亡率 = \frac{术后患者死亡人数}{同期肿瘤深部热疗或全身热疗治疗患者总数} \times 100\%$$

（3）意义：反映医疗机构肿瘤深部热疗或全身热疗的安全性。

5. 实体肿瘤热疗有效率与控制率

（1）定义：实体肿瘤热疗有效是指实体肿瘤实施肿瘤热疗治疗后实体肿瘤完全缓解或部分缓解。实体肿瘤热疗控制是指实体肿瘤实施肿瘤热疗治疗后实体肿瘤完全缓解、部分缓解或稳定。实体肿瘤热疗有效率（RR）是指实体肿瘤热疗有效的患者数占同期实体肿瘤热疗治疗患者总数的比例。实体肿瘤热疗控制率（DCR）是指实体肿瘤热疗控制的患者数占同期实体肿瘤热疗治疗患者总数的比例（见注 4）。

（2）计算公式

$$实体肿瘤肿瘤热疗有效率 = \frac{实体肿瘤热疗有效的患者数}{同期实体肿瘤热疗治疗患者总数} \times 100\%$$

$$实体肿瘤肿瘤热疗控制率 = \frac{实体肿瘤热疗控制的患者数}{同期实体肿瘤热疗治疗患者总数} \times 100\%$$

（3）意义：反映实体肿瘤患者肿瘤热疗的疗效。

6. 实体肿瘤坏死率

（1）定义：实体肿瘤热疗治疗后，CT 扫描肿瘤最大直径层面肿瘤坏死面积与治疗前 CT 扫描肿瘤最大直径层面肿瘤面积的比值。

（2）计算公式

$$实体肿瘤坏死率 = \frac{CT扫描肿瘤最大直径层面肿瘤坏死面积}{治疗前CT扫描肿瘤最大直径层面肿瘤面积} \times 100\%$$

（3）意义：反映实体肿瘤患者肿瘤热疗的疗效。

7. 胸（腹、盆）腔积液消退率

（1）定义：肿瘤热疗治疗前、后胸（腹、盆）腔积液体积差值的绝对值与治疗前胸（腹、盆）腔积液体积的比值。

（2）计算公式

$$胸（腹、盆）腔积液消退率 = \frac{肿瘤热疗治疗前、后胸（腹、盆）腔积差值的绝对值}{治疗前胸（腹、盆）腔积液体积} \times 100\%$$

（3）意义：反映肿瘤患者肿瘤热疗的疗效。

8. 患者生活质量改善率

（1）定义：肿瘤热疗治疗后生活质量改善的患者数占同期肿瘤热疗治疗患者总数的比例（见注 5、注 6）。

（2）计算公式

$$患者生活质量改善率 = \frac{肿瘤热疗治疗后生活质量改善的患者数}{同期肿瘤热疗治疗患者总数} \times 100\%$$

（3）意义：反映实体肿瘤患者肿瘤热疗的疗效。

注 1：肿瘤热疗的适应证和禁忌证

（1）肿瘤深部热疗的适应证：包括头颈部（颅内肿瘤除外）的复发难治性肿瘤或各种软组织肉瘤等；胸部恶性肿瘤及癌性胸腔积液、癌性心包积液等；腹部恶性肿瘤及癌性腹腔积液等；盆腔恶性肿瘤及癌性盆腔积液等；四肢软组织肉瘤和恶性黑色素瘤等；以及实体肿瘤无法手术切除

或患者拒绝手术，且医师认为行热疗有助于改善疾病发展过程的。

（2）肿瘤全身热疗的适应证：包括除外颅内肿瘤的全身恶性肿瘤。

（3）肿瘤深部热疗的禁忌证

①绝对禁忌证：孕妇和儿童、有器质性神经疾病和脑转移、恶病质、水电解质严重紊乱、严重肝硬化伴有食管胃底静脉曲张、严重出血倾向、重度贫血、严重冠心病、大动脉瘤、动脉夹层瘤、严重心肺功能不全、严重感染不能耐受加温治疗者等；体内管腔有产生热积聚（过热）金属置入物和起搏器者。

②相对禁忌证：腹部加温部位皮下脂肪过厚者，加温局部皮肤有严重感染者。

（4）肿瘤全身热疗的禁忌证：包括孕妇和儿童、有器质性神经疾病和颅内肿瘤、恶病质、水电解质严重紊乱、严重肝硬化伴有食管胃底静脉曲张、严重出血倾向、重度贫血、严重冠心病、大动脉瘤、动脉夹层瘤、活动性血管栓塞性疾病、严重心肺功能不全、严重感染者等；体内管腔有产生热积聚（过热）金属置入物和起搏器者。

注 2：肿瘤热疗温度和治疗时间

（1）符合以下条件者为肿瘤深部热疗温度和治疗时间选择正确：热疗设备应当有患者治疗温度实时监控系统；治疗温度应当达到 40℃以上、45℃以下（根据不同部位选择温度），维持 40 ～ 60min。

（2）符合以下条件者为肿瘤全身热疗温度和治疗时间选择正确：热疗设备应当有患者治疗温度实时监控系统；治疗温度应达到 39℃以上（直肠或食道温度），维持 2h 或全身麻醉下治疗温度达到 41.0 ～ 41.8℃，维持治疗温度 1 ～ 2h。

注 3：肿瘤热疗并发症

（1）肿瘤深部热疗并发症：包括皮肤烫伤、皮下脂肪硬结和坏死、反应性肺水肿、出血、吻合口裂开、肠穿孔、肠麻痹等。

（2）肿瘤全身热疗并发症：包括皮肤烫伤、皮下脂肪硬结和坏死、肺水肿、脑水肿、发热、出血等。

注 4：肿瘤热疗的效果评定

根据 CT 或 MRI 结果，计算实体肿瘤肿瘤热疗治疗前后肿瘤最大直径差值的绝对值与治疗前肿瘤最大直径的比值（多个病灶者计算每个肿瘤直径之和）。

（1）完全缓解（CR）：肿瘤完全消失并维持 4 周以上。

（2）部分缓解（PR）：肿瘤消退 ≥ 30%，并维持 4 周以上。

（3）稳定（SD）：肿瘤消退 < 30%，并维持 4 周以上。

（4）进展（PD）：肿瘤增大 ≥ 20%，或肿瘤直径（多个病灶者计算每个肿瘤直径之和）增加至少 5mm，出现一个或多个新病灶。

注 5：肿瘤患者生活质量评估

（1）体重：体重增加 7%（不包括第三间隙积液），并保持 4 周以上，认为有效；其他任何情况认为无改善。

（2）疼痛：数字评分法（VAS）将疼痛程度用 0—10 共 11 个数字表示，0 表示无痛，10 代表最痛。3 分以下：有轻微疼痛，能够忍受；4—6 分：患者疼痛并影响睡眠，尚能忍受；7—10 分：患者有强烈疼痛，疼痛难忍，影响食欲，影响睡眠。患者根据自身疼痛程度在 11 个数字中挑选一个数字代表疼痛程度。疼痛评分比基线降低 ≥ 50%，并持续 4 周以上，认为有效；任何恶化情况，并持续 4 周以上，认为无效；

上述情况以外的情况，认为稳定。

（3）身体一般状况评分：见 Karnofsky 评分 [Karnofsky 评分（表 2-1），KPS，百分法]。

表 2-1　Karnofsky 评分

100	正常，无症状和体征，无疾病证据
90	能正常活动，有轻微症状和体征
80	勉强可进行正常活动，有一些症状或体征
70	生活可自理，但不能维持正常生活或工作
60	生活能大部分自理，但偶尔需要别人帮助，不能从事正常工作
50	需要一定帮助和护理，以及给予药物治疗
40	生活不能自理，需要特别照顾和治疗
30	生活严重不能自理，有住院指征，尚不到病重
20	病重，完全失去自理能力，需要住院和积极的支持治疗
10	重危，临近死亡
0	死亡

KPS 评分增加 ≥ 20 分，并且持续 4 周以上，认为有效；任何恶化 ≥ 20 分，并持续 4 周以上，认为无效；其他所有情况，认为稳定。

注 6：肿瘤患者生活质量评价标准

（1）疼痛、KPS 均为有效，判断为临床有效，生活质量改善。

（2）疼痛、KPS 中的任何一个有效，且另一个稳定，判断为临床有效，生活质量改善。

（3）疼痛、KPS 均为稳定，而体重 ≥ 7% 的增长，则判断为临床有效，生活质量改善。

（4）疼痛、KPS 均阴性，或任何一个阴性，则判断为临床无效，生活质量未改善。

（5）疼痛、KPS 均稳定，而体重稳定或减轻，判断为临床无效，生活质量未改善。

第三节　肿瘤热疗技术质量保障措施

1. 病例的选择包括一般状况、解剖部位、有无心脏缺血、心脏病、心电图检查。

2. 向患者详细说明热疗的过程、必要性、并发症，请患者书面签署肿瘤热疗知情同意书。

3. 必须用 CT 和（或）MRI、模拟机对肿瘤进行定位。

4. 治疗处方包括功率的上限、下限、初始功率、治疗开始时间和结束时间的限定，治疗持续时间、治疗次数。

5. 必须由负责医师和生物工程师对温度和温度相关不良反应进行认真记录，输入有关参数，每个细节都是进行热疗必需的参考基础。

热疗质量保障措施流程图

病例的选择（一般状况、解剖部位、有无心脏缺血、心脏病、心电图检查等）

↓

向患者详细说明热疗的过程、必要性、并发症

↓

患者书面签署肿瘤热疗知情同意书

↓

用 CT 和（或）MRI、模拟机对肿瘤进行定位

↓

治疗处方包括功率的上限、下限、初始功率、治疗开始时间和结束时间的限定，治疗持续时间、治疗次数

↓

由负责医师和生物工程师对温度和温度相关不良反应进行认真记录，输入有关参数

第四节　肿瘤热疗技术操作规范

为保证肿瘤热疗临床应用及医疗质量和医疗安全，制定如下规范。

1. 肿瘤热疗医师严格遵守肿瘤热疗技术操作规范和诊疗指南，正确掌握肿瘤热疗技术适应证和禁忌证，根据患者病情、可选择的治疗手段、患者经济承受能力等综合判断，决定治疗方案。

2. 其他科室肿瘤患者，经由肿瘤热疗专业医师会诊后，决定是否可以行该项治疗。

3. 肿瘤热疗医师要按照有关规定，定期接受肿瘤热疗技术临床应用能力评估，包括病例选择、治疗成功率、有否严重并发症、患者生存质量、随访情况及病例质量等。

4. 肿瘤热疗操作由具有相应临床应用能力肿瘤热疗技术人员担任并做好登记工作。

5. 实施肿瘤热疗前，应当书写热疗谈话记录报告，向患者和其家属告知治疗目的、治疗风险、治疗后注意事项、可能发生的并发症及预防措施等。

6. 实施肿瘤热疗后应严密观察病情，及时处理可能发生的并发症。

7. 建立健全肿瘤热疗技术评估和随访制度，并按规定进行随访、记录、评估。

8. 定期对仪器设备进行检测、维护和使用登记。

9. 严格执行国家物价、财务政策，按照规定收费。

10. 不得违规重复使用一次性肿瘤热疗器材，不得通过器材谋取不正当利益。

肿瘤热疗技术操作规范流程图

```
                      ┌─────────────────────────────────────┐
                      │ 严格遵守肿瘤热疗技术操作规范和诊疗指南   │
                      └─────────────────────────────────────┘
        ┌─────────┐   ┌─────────────────────────────────────┐
        │制定本科患 │◄─ │ 正确掌握肿瘤热疗技术适应证和禁忌证      │
        │者治疗决策 │   └─────────────────────────────────────┘
        └─────────┘   ┌─────────────────────────────────────┐
                      │ 根据患者病情、可选择的治疗手段、经济承受能力 │
                      └─────────────────────────────────────┘

 ┌────────┐    ┌─────────────────────┐
 │肿瘤热疗医 │──►│ 会诊其他科室肿瘤患      │
 │师       │    │ 者，制定治疗决策        │
 └────────┘    └─────────────────────┘

              ┌──────────────────────────┐
              │ 按照规定，定期接受肿瘤热疗技术临 │
              │ 床应用能力评估，包括病例选择、治 │
              │ 疗成功率、有否严重并发症、患者生 │
              │ 存质量、随访情况及病例质量等     │
              └──────────────────────────┘
```

适合热疗的患者

```
              ┌──────────────────────────┐
              │ 定期对仪器设备进行检测、维护和使用登记 │
              └──────────────────────────┘
              ┌──────────────────────────┐
              │ 严格执行国家物价、财务政策，按照规定收费 │
              └──────────────────────────┘
 ┌────────┐   ┌──────┐
 │肿瘤热疗技 │──►│ 登记  │       ┌──────────────────────┐
 │术人员    │   └──────┘       │ 向患者及家属告知（治疗目  │
 └────────┘   ┌──────┐       │ 的、治疗风险、治疗后注意  │
              │ 热部操作│       │ 事项、可能发生的并发症及  │
              └──────┘       │ 预防措施），签署知情同意书 │
                             └──────────────────────┘

   ┌──────────────┐   ┌──────────────────┐
   │ 严密观察病情，   │   │ 建立健全肿瘤热疗技术评 │
   │ 及时处理可能发   │   │ 估和随访制度，并按规定 │
   │ 生的并发症      │   │ 进行随访、记录、评估    │
   └──────────────┘   └──────────────────┘
```

第五节　肿瘤热疗技术护理规范

肿瘤深部热疗技术指采用物理方法使肿瘤、肿瘤所在区域温度升高。通过一系列生物学效应，使肿瘤细胞损伤，单独或者联合放疗、化疗等其他手段进行治疗的技术。

1. 每次开机后，先预热 5 ～ 10min，安排患者上床后才可上高压。

2. 治疗前尽量少喝水，尽可能排尽尿，对于残留在尿道口的尿液应用纸巾抹干，以免造成治疗过程中的不适感。

3. 患者需穿纯棉内裤或充分暴露治疗部位，除去身上携带的一切金属及具有磁性的物品（如手表、皮带、打火机、戒指、项链等），以免发生烫伤。电场作用范围的组织内有金属异物者（如金属假肢或节育环等），透热治疗应慎重，金属异物可能吸收电磁波能量，产生涡流，导致组织烫伤。

4.患者治疗时要配合医师，尽量保持身体位置不变，及时将受热感觉告诉医师。

5.治疗过程中，治疗部位有热感是正常的，患者认为热感最舒适为佳。热感强，疗效相对好，但容易烫伤，因此告诫患者切莫强忍。

6.治疗过程中，如患者出汗过多，甚至汗湿床板或被单，一定要暂停治疗（以免造成患者烫伤或上下热度不均的感觉），务必将汗擦干后（包括人体和床板上的汗，床单是湿的则必须更换干床单），才可继续

治疗。治疗时间可累计相加，条件允许，可使用风扇或空调降低治疗部位表面温度。

7.治疗部位温觉感受障碍者，进行透热时，应慎重，密切注意观察透热功率和温度变化，以免发生烫伤。

8.个别患者皮肤表面可会有一度或浅二度烫伤；肥胖的患者（皮下脂肪厚度＞1.5cm），可能发生皮下脂肪硬结。遇到此种情况，可向患者解释清楚，不做任何处理，1～2周后可自愈。

9.热疗时，由于患者身上带电，故患者禁止触摸电极、仪器，其他人最好不要触摸患者，触摸处可能会发生烫伤。

10.热疗过程中，如有特殊情况需要处理，如患者排尿、出汗等，必须关闭高压。但整个治疗过程暂停次数不宜过多，以免影响疗效。

肿瘤热疗技术护理规范流程图

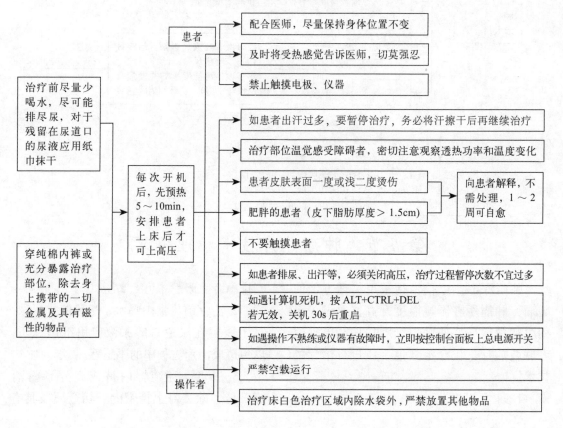

11. 治疗过程中，如遇计算机死机，做好解释工作，可按键盘 ALT+CTRL+DEL 键热启动计算机。若热启动无效，则需按关机操作顺序关闭机器，等待 30s 后再重新启动机器。

12. 治疗过程中如遇操作不熟练或仪器有故障时，如发现有电火花声、电器烧焦味或尿液流入极板，请立即按下控制台面板上的总电源开关，保证患者安全，做好解释，并通知公司派技术人员处理后才可重新运行。

13. 设备严禁空载运行。

14. 治疗床白色治疗区域内除水袋外严禁放置其他物品，确保患者安全。

第六节　肿瘤热疗技术消毒规范

1. 认真贯彻执行《医院感染管理办法》《医疗机构消毒技术规范》，做好医院感染管理工作，以保障人民群众的医疗安全。

2. 医务人员上班时不留长指甲，勿戴戒指、手镯，并保持手部皮肤的清洁；接触每一位患者前后、进行每一项诊疗操作前后均应洗手，或用手消液涂擦双手。必要时进行手的消毒及戴手套。

3. 保持室内空气的清新，每日开窗通风，必要时进行空气消毒。Ⅰ、Ⅱ类环境应进行空气消毒。

4. 医务人员必须遵守消毒灭菌原则，进入人体组织器官、腔隙，或接触人体破损皮肤、破损黏膜、组织的诊疗器械、器具和物品应进行灭菌；接触完整的皮肤、完整黏膜的诊疗器械、器具和物品应进行消毒。

5. 可重复使用的医疗器材和物品，统一由供应室回收、清洗、消毒或灭菌。特殊感染患者用过的医疗器械和物品，应先消毒，再清洗，再消毒或灭菌。所有的医疗器械在检修前应先经消毒或灭菌处理。

6. 患者使用的诊疗物品，一用一消毒或灭菌；一次性无菌医疗用品一次性使用，严禁重复使用。

7. 根据物品的性能选用物理或化学方法进行消毒灭菌。首选物理方法，不能使用物理方法的选用化学方法。

8. 根据情况选用消毒、灭菌剂，保持使用中的消毒、灭菌剂的有效浓度，并做好监测。更换消毒、灭菌液时，必须对所用容器进行消毒灭菌处理。

9. 使用中的氧气湿化瓶、通气导管、雾化吸入器、呼吸机管道和婴儿温箱等要一人一用一消毒，用毕终末消毒并干燥保存。湿化瓶应为灭菌水，每日更换并消毒。

10. 地面应当湿式清扫，保持清洁。当有血迹、体液等污染时，先用吸湿材料去除可见污染物，再清洁和消毒。拖洗工具应当有不同使用区域的标识，使用后应先清洗干净，在消毒剂中浸泡 30 分钟，冲净消毒液干燥备用，如有特殊污染时先消毒。

11. 各科室、各部门须认真做好日常清洁、消毒及消毒质量监测工作，各项指标须达到《医疗机构消毒技术规范》的要求。

12. 主管部门应每季度对消毒工作进行检查与监测，发现问题及时纠正，总结分析反馈。

13. 每年对医务人员及消毒灭菌工作人员进行相关法律法规、消毒灭菌原则等相关知识的培训。

14. 医务人员应掌握消毒与灭菌的基本知识和职业防护技能。

肿瘤热疗技术消毒规范流程图

人员

不留长指甲，勿戴戒指、手镯，并保持手部皮肤的清洁

接触患者前后、进行操作前后均应洗手，或用手消液，必要时手消毒及戴手套

掌握消毒与灭菌的基本知识和职业防护技能

执行《医院感染管理办法》《医疗机构消毒技术规范》

物品

进入人体组织器官、腔隙，或接触人体破损皮肤、破损黏膜、组织的诊疗器械、器具和物品应进行灭菌

接触完整的皮肤、完整黏膜的诊疗器械、器具和物品应进行消毒

患者使用的诊疗物品，一用一消毒或灭菌；一次性无菌医疗用品一次性使用，严禁重复使用

可重复使用的医疗器材和物品，统一由供应室回收、清洗、消毒或灭菌

特殊感染患者用过的医疗器械和物品，应先消毒，再清洗，再消毒或灭菌

所有的医疗器械在检修前应先经消毒或灭菌处理

使用中的氧气湿化瓶、通气导管、雾化吸入器、呼吸机管道和婴儿温箱等要一人一用一消毒，用毕终末消毒并干燥保存。湿化瓶应为灭菌水，每日更换并消毒

首选物理方法，不能使用物理方法的选用化学方法

地面应当湿式清扫，保持清洁。当有血迹、体液等污染时，先用吸湿材料去除可见污染物，再清洁和消毒

拖洗工具应当有不同使用区域的标识，使用后应先清洗，在消毒剂中浸泡30min，冲净消毒液干燥备用，如有特殊污染时先消毒

环境

做好日常清洁、消毒及消毒质量监测工作，各项指标须达到《医疗机构消毒技术规范》的要求

主管部门应每季度对消毒工作进行检查与监测，发现问题及时纠正，总结分析反馈

每年对医务人员及消毒灭菌工作人员进行相关法律法规、消毒灭菌原则等相关知识的培训

监测与培训

第七节　肿瘤热疗技术感染管理规范

1. 认真贯彻执行《中华人民共和国传染病防治法》《医院感染管理办法》及《医疗机构消毒技术规范》等有关规定，医院感染管理是院长的重要职责，是医院质量与安全管理工作的重要组成部分。

2. 每年至少一次讨论在贯彻医院（医院感染部分）的质量方针和落实质量目标、执行质量指标过程中存在的问题，提出改进意见与措施，并有反馈记录文件。

3. 院感科工作人员定期或不定期深入病房及重点科室，对医院的清洁，消毒灭菌与隔离、无菌操作技术、医务人员手卫生、医务人员职业卫生防护、医疗废物管理等工作进行监督指导。

4. 对医院感染及其相关危险因素进行监测、统计分析和反馈，避免漏报。分析

评价监测资料，并及时向有关科室和人员反馈信息，采取有效控制措施，减少各种感染的危险因素，降低感染率，控制医院感染暴发，将院内感染率控制在 10% 以内。

5. 每季度一次对消毒器械和一次性使用医疗器械、器具的相关证明进行抽样审核，杜绝无证物品进入库房。

6. 经常与检验科保持联系，了解微生物学的检验结果及抗菌药物耐药等情况，进行统计分析，为临床合理应用抗菌药物提供科学依据。

7. 按照《医院感染管理办法》和消毒供应中心两规一标的要求严格执行医疗器械、器具的清洗、消毒灭菌工作技术规范。对一次性使用的医疗器械、器具进行监督管理，严禁重复使用。

8. 执行《抗菌药物临床应用指导原则》和医院抗菌药物分级使用管理等规章制度。每月对临床抗菌药物的使用进行监督管理。

9. 按照《医疗废物管理条例》《医疗卫生机构医疗废物管理办法》的规定对医疗废物的管理提供指导。制定各项规章制度及应急预案，监督执行。

10. 对医院职工进行与本职工作相关的医院感染预防和控制的培训。落实医院感染管理规章制度、工作规范和要求。

肿瘤热疗技术感染管理规范流程图

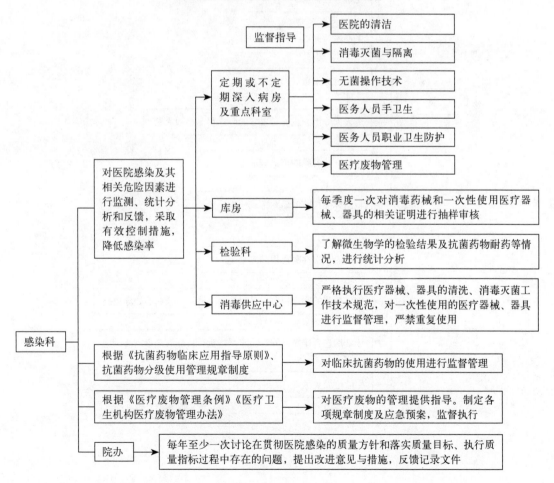

第八节 肿瘤热疗技术消毒隔离制度

1. 医务人员上班应穿工作服，无菌操作应戴帽子、口罩，手术时应穿消毒过的洗手衣。

2. 医务人员必须遵守消毒灭菌原则，凡进入人体组织或无菌器官的医疗用品必须灭菌，接触皮肤黏膜的用品应消毒。

3. 应根据标准预防的原则实施消毒隔离。

4. 凡污染的一次性医疗用品应焚烧，重复使用的医疗用品应采用消毒→清洁→灭菌的处理原则。

5. 严格区分医疗垃圾和生活垃圾，生活垃圾装黑袋，医疗垃圾装黄色污染袋焚烧处理。及时运送，放置不可超过 48h。

6. 传染患者接触过的物品应严格执行特殊的消毒隔离措施。

肿瘤热疗技术消毒隔离流程图

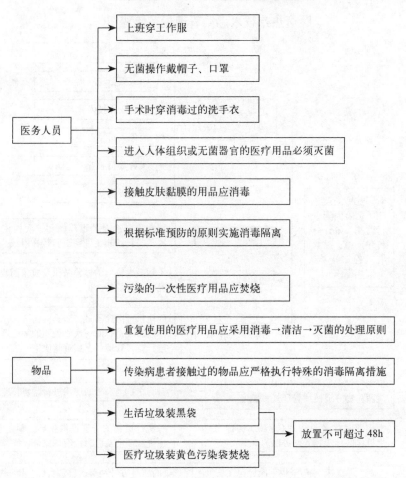

第九节 肿瘤热疗技术医院感染管理制度

1. 布局合理,分污染区、清洁区、无菌区,区域间标志明确。

2. 医务人员必须严格遵守消毒灭菌制度和无菌技术操作规程。

3. 手术器械和物品必须一人一用,能用高压灭菌的应避免使用化学灭菌剂浸泡灭菌。

4. 严格执行卫生、消毒制度,湿式清洁,每周固定卫生日。

5. 严格遵守一次性医用物品的管理规定。根据《医疗器械监督管理规定》第二十七条的规定,一次性使用导管不得重复使用。

6. 一次性导管的管理规定如下。

(1) 导管应编号、记录使用情况。

(2) 一次性导管器材不可重复使用,用后应毁型焚烧。

(3) 每次使用前先检查导管质量和有效日期。

7. 接送患者的平车应定期擦拭消毒,车上物品保持清洁,接送传染病患者后应严格消毒。

8. 医疗垃圾按类分放,封闭运送,焚烧处理。

9. 手术间每月进行大扫除一次,每季度进行手术台面、卫生手、空气细菌监测一次。

肿瘤热疗技术医院感染管理流程

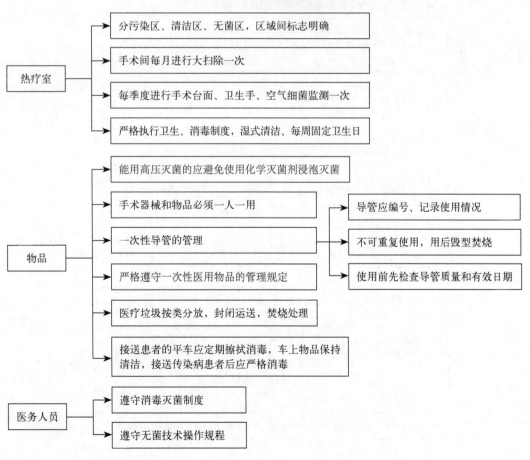

第十节 肿瘤热疗技术风险防范预案

热疗治疗肿瘤是应用各种致热源的热效应，将肿瘤区或全身加热至有效治疗温度范围并维持一定时间以杀灭肿瘤细胞的一种方法。目前，热疗已发展为肿瘤综合治疗的一种重要手段，可以提高放疗、化疗和免疫治疗的疗效。在进行该项治疗时，应严格掌握治疗的适应证、禁忌证及操作流程，首先操作者应把握禁忌证：①心血管代偿功能不全；②植入心脏起搏器及体外有金属假体的；③神经源性膀胱及体温调节障碍者；④知觉障碍的；⑤各类因结石所引发的疾病（如膀胱结石）；⑥结核活动期。常见并发症为烫伤和脂肪结块。

1. 操作者在操作前严格按照操作规程向患者讲清注意事项，并询问患者现病史、既往史，以排除禁忌证，必要时年老体弱者让其家属陪伴，同时治疗要求患者体位不变，并且需 1h，大部分老年人坚持不住，为了不影响治疗效果，操作者在治疗的同时，还需做相应的心理护理。严密观察患者的状态，及时询问其热感效果，有的患者认为越热效果越好，甚至勉强坚持，致

肿瘤热疗技术风险防范流程

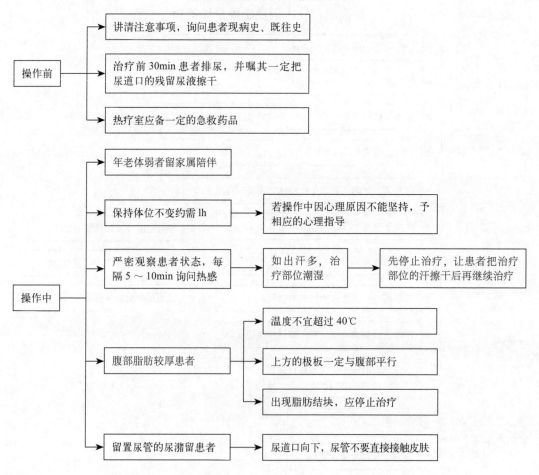

使热感过强，出汗多，又没及时擦干，所以易造成烫伤。所以在治疗时，如患者出汗较多，治疗部位潮湿，一定先停止治疗，让患者把治疗部位的汗擦干后再继续治疗。

2. 治疗前 30min 患者排尿，并嘱其一定把尿道口的残留尿液擦干。

3. 对于腹部脂肪较厚患者的治疗时，温度不宜超过 40℃，过高易出现脂肪结块。上方的极板一定与腹部平行，在治疗时应每隔 5～10min 询问患者热感，一旦出现脂肪结块，应停止治疗。对于留置尿管的急性尿潴留患者，治疗时应把尿管尽量向下摆放，即尿道口向下，尿管不要直接接触皮肤。因治疗时局部温度升高，尿管的尿液随之升高，接触皮肤很容易引起烫伤，所以应引起注意。

4. 热疗室应备一定的急救药品，以防患者在治疗时发生其他意外不测，能得到及时救治。

第十一节　肿瘤热疗技术风险应急预案

根据国家《肿瘤深部热疗和全身热疗技术管理规范》的要求，为了应对热疗过程中发生的意外事件，及时响应并采取有效的抢救措施，特制定本预案。

一、适用范围

本预案适用于患者在热疗过程中紧急发生的可能造成患者意外的事件。包括热疗机失控；意外停电；患者病情突然变化；出现热疗并发症。

二、热疗意外应急小组及职责

组长：×××
组员：×××　×××
职责：监督热疗设备和热疗室定期检修、保养、维修和登记工作的落实；监督热疗管理制度的落实；负责组织热疗意外事件的抢救工作；负责热疗意外场所的秩序管理；负责患者及家属情绪的稳定工作；负责事件的上报工作；负责事件的分析、总结、整改工作。

三、热疗意外处理措施

1. 设备紧急情况处理，急停按钮：红色圆形按钮为急停按钮，按此按钮可切断总电源，如极板意外失控或其他紧急情况时可按此按钮。急返按钮：治疗过程中如意外停电可按此钮，备用电源程序启动，将患者从治疗区安全退出。

2. 患者在治疗过程中出现气促、心慌、大汗淋漓等情况时应立即停止治疗。立即通知医师，给患者吸氧，严密监测生命体征及病情变化，并详细记录。患者病情稳定后将患者转到病房继续观察病情。

3. 如患者在治疗过程中出现皮肤烫伤，应立即对外伤处进行降温处理，缓和痛感。然后涂搽烫伤膏，如烫伤严重应通知医师请外科会诊，给予相应的处理措施，严密观察病情变化及皮肤情况，并详细记录。

4. 负责对不良事件信息的汇总、分析，向上级报告，组织科室讨论，认真总结原因，对实施中发现的问题及时修订、补充、改进。任何人不得瞒报、谎报、缓报或授意他人瞒报、谎报、缓报。

热疗意外处理流程图

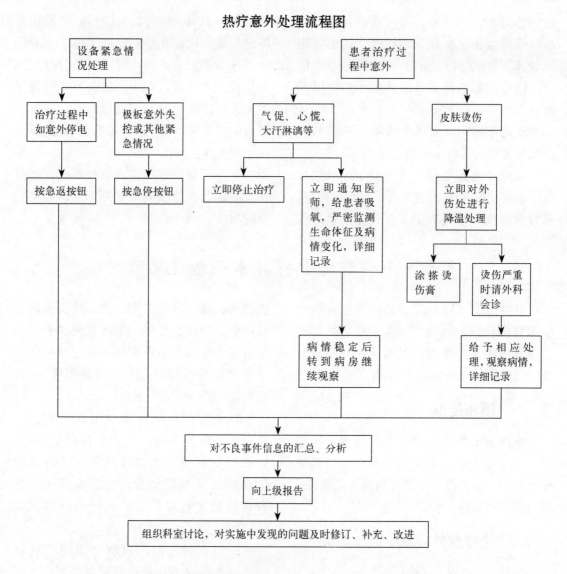

第十二节 肿瘤热疗技术随访管理制度

1. **随访范围** 出院后需院外继续治疗、康复、定期复诊的患者。

2. **责任人与职责** 以"谁主管、谁负责"为原则，设主管医师为第一责任人，负责随访工作。科主任对住院医师的患者随访情况每月至少检查一次，对没有按要求进行随访的医务人员进行督促整改。

3. **随访时间** 根据患者病情和治疗需要而定，治疗用药不良反应较大、病情复杂和危重的患者出院后应随时随访，一般需长期治疗的慢性患者或疾病恢复慢的患者出院2～4周应随访一次，此后据病情需要进行随访。

4. **随访方式**

（1）电话随访：主管医师对所管患者进行适时的电话随访。

（2）咨询服务：需将科室电话、医院预诊电话或总值班电话告知患方，特殊情况特殊患者可将主管医师或科室主任电话告知患方，以便患者咨询。

（3）书信随访。

（4）预约诊疗：主管医师根据病情需要，采取预约方式，对所管出院患者进行定期或不定期的诊疗及指导；主管医师不在时，科室主任可指定其他医师进行诊疗及指导。

5. 随访的内容

（1）了解患者出院后的治疗效果、病情变化和恢复情况，指导如何用药、如何康复、何时回院复诊等医疗信息。

（2）了解患者住院期间，对就医环境、医护人员服务态度、医疗效果满意度等服务信息。

（3）听取患者意见或建议。

6. 随访注意事项

（1）随访医师或被咨询医务人员应仔细听取患者或家属意见，诚恳接受批评，采纳合理化建议，做好随访记录。

（2）随访中，对患者的询问、意见，如不能当即答复，应告知相关科室的电话号码或帮忙预约专家。

（3）随访后对患者再次提出的意见、要求、建议、投诉，及时逐条整理综合，与相关部门进行反馈，并有处理意见和处理结果。

（4）若患者已死亡，则向其亲属了解死亡的时间和死亡原因，结束随访。

（5）要建立出院患者随访信息登记电子档案，内容应包括：患者姓名、性别、年龄、病历号、职业、科室、经管医师、入出院日期、入院诊断、出院诊断、联系电话、家庭详细地址等内容，由患者本次住院期间的经管医师负责填写。

随访管理流程图

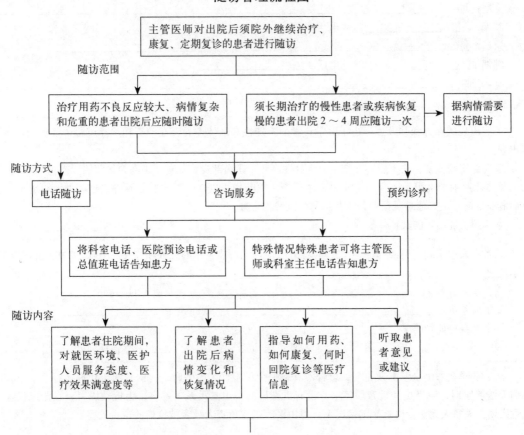

随访管理流程图（续）

注意事项

| 仔细听取患者或家属意见，诚恳接受批评，采纳合理化建议，做好随访记录 | 对患者的询问、意见，如不能当即答复 | 对患者再次提出的意见、要求、建议、投诉，及时逐条整理综合 | 若患者已死亡 | 建立出院患者随访信息登记电子档案 |

- 告知相关科室的电话号码或帮忙预约专家
- 与相关部门进行反馈
- 有处理意见和处理结果
- 向其亲属了解死亡时间和原因
- 结束随访
- 本次住院经管医师填写
- 内容应包括：患者姓名、性别、年龄、病历号、职业、科室、经管医师、入出院日期、入出院诊断、联系电话、家庭地址等

第十三节　肿瘤热疗技术《知情同意书》

例：

××医院肿瘤深部热疗技术知情同意书

姓名：＿＿＿＿　性别：＿＿　年龄：＿＿　住院号：＿＿＿＿　科室：＿＿＿＿　床号：＿＿＿＿

家庭住址：＿＿＿＿＿＿＿＿＿＿＿＿＿＿＿＿＿＿＿＿＿

邮编：＿＿＿＿＿＿＿　电话：＿＿＿＿＿＿＿＿＿＿＿

亲属地址：＿＿＿＿＿＿＿＿＿＿＿＿＿＿＿＿＿＿＿＿＿

邮编：＿＿＿＿＿＿＿　电话：＿＿＿＿＿＿＿＿＿＿＿

临床诊断：＿＿＿＿＿＿＿＿＿＿＿＿＿＿＿＿＿＿＿＿＿

治疗名称：＿＿＿＿＿＿＿＿＿　治疗日期：＿＿＿＿＿＿＿＿＿

可能出现的意外和并发症：由于医学科学的特殊性和个体差异，在检查和治疗过程中及后期，有可能出现。

①局部皮肤烫伤、皮下脂肪硬结；②全身性高热；③局部炎症加重；④高频热疗照射眼可导致失明；⑤高频热疗照射睾丸可致不育症；⑥患者分泌物、呕吐物、出血、喉水肿导致呼吸道阻塞，可能出现窒息而危及生命；⑦其他难以预料和危及生命或致残的意外。

本病例可能出现的其他并发症：

患者本人或亲属意见：经慎重考虑，同意热疗。对以上可能发生的意外和并发症明知。如发生上述情况，表示理解。

患者本人签名：＿＿＿＿＿　代签人签名：＿＿＿＿＿＿　代签人与患者的关系：＿＿＿＿＿

签字人单位：＿＿＿＿＿＿＿＿＿＿＿＿　联系电话：＿＿＿＿＿＿＿＿＿＿＿

签字人身份证号码：＿＿＿＿＿＿＿＿＿＿＿

　　　　　　　　　　談话医师签名：＿＿＿＿＿＿＿　談话时间：＿＿＿＿＿＿＿

注：本同意书由患者本人签字。患者不具备完全民事行为能力时，应由其法定代理人签字；患者因疾病无法签字时，应当由其近亲属签字，没有近亲属的，由其关系人签字；为抢救患者，在法定代理人或近亲属、关系人无法及时签字的情况下，可由医疗机构负责人或者被授权的负责人签字。

第十四节　肿瘤热疗技术临床应用

一、浅部热疗

1. 适应证

(1) 浅表肿瘤

①全身各部位的皮肤癌，包括鳞状细胞癌、腺癌和黑色素瘤等。

②全身各浅表淋巴结的转移癌，如颈部、锁骨上区、腋窝和腹股沟等。

③浅表器官及肢体的恶性肿瘤。

● 头颈部较表浅的原发肿瘤，如唇癌、牙龈癌、颊黏膜癌及面部、头皮和耳部的癌。

● 外阴癌和肛门癌。

● 四肢的肿瘤，如软组织肉瘤和骨肉瘤。

● 乳腺癌。

④位于体表的复发或转移的肿瘤。

(2) 腔道肿瘤：鼻咽癌、食管癌、子宫颈癌和直肠癌等。

2. 禁忌证

(1) 加温区有明显的热积聚效应的金属物。

(2) 恶病质。

(3) 严重全身感染。

(4) 腔道肿瘤有大而深的溃疡，管腔扭曲成角、管壁有形成瘘或出血倾向者。

(5) 治疗区域热感知、感觉障碍者（如有假体植入）。

(6) 携带心脏起搏器者。

(7) 精神疾病患者、孕妇和无自主表达能力的患者。

3. 操作程序与方法

(1) 了解病情、病变部位大小、有无热疗禁忌和是否接受过或正在接受何种治疗。

(2) 向患者交代治疗目的、方法、治疗注意事项及易出现的并发症，治疗前需签署知情同意书。

(3) 协助患者取舒适体位，让其精神放松，勿紧张。

(4) 一般采用无损测温；如计划进行有损测温，应常规行局部消毒，将无菌测温套管刺入欲测温部位，拔出针芯将测温针置入套管内固定好，再拔出套管。

(5) 若采用体外加温，如微波加热需将辐射器对准需治疗部位，并尽量平行于该部位，测温线需放置在治疗区域中心；如射频加热则需将极板与治疗部位之间用毡垫和水袋耦合。

(6) 瘤内治疗温度原则上要 > 39.5℃，皮肤表面温度 < 43℃，欲提高瘤内温度，表皮应加水冷或风冷，以减少皮肤烫伤。

(7) 单独热疗时，每次有效治疗温度时间为 30 ～ 60min，若治疗需要，可适当延长至 90min。相邻 2 次传统高温（43 ～ 45℃）热疗之间要求间隔 72h。如合并其他抗肿瘤治疗，可酌情调整温度（< 41℃）与频次，但 2 次热疗间隔应 ≥ 24 h。同步放疗时，热疗应在放疗前、后 2 h 内进行，伴随整个放疗过程。热疗与化疗配合时，可在化疗前、后或同时进行，化疗药物可用铂类、氟尿嘧啶类、紫杉类、喜树碱类、蒽环类和烷化剂等，剂量一般等于或少于常规化疗用量，可用单药，也可联合用药；热疗配合抗血管生成、靶向治疗和免疫治疗时，可在相应治疗前、后或同时进行。

(8) 加温时测温元件置于皮肤表面的方法比较简单，但只能代表患者表面温度。有损测温较准确，但会对患者带来创伤，无论何种方式，均需定期进行测温元件的温度校准。

（9）子宫颈癌、直肠癌、食管癌和鼻咽癌等腔内热疗时必须应用插入式专用微波辐射器，并可借助超声、CT 和 MRI 等影像设备辅助定位。

4. **注意事项**

（1）做好设备的质控工作，设备验收时需要进行体模实验进行验证，记录辐射器在不同功率和频率下透热深度、热场均匀性和热场分布图等，并定期进行测温元件的温度校准，温度误差必须控制在 ±0.2℃范围内。

（2）注意测试患者皮肤热感知能力，避免过热引起烫伤。如有瘢痕，因其吸热性强，要注意重点监测该区域的温度，避免损伤。

（3）如加温过程中患者有刺痛感，为防止皮肤烫伤，应立即停止热疗。热疗后如发现皮肤发红和出现水疱等烫伤问题，参照烫伤处理原则尽快进行对症处理。

二、深部热疗

1. **适应证** 适用于除颅内肿瘤以外的全身各部位肿瘤。

（1）头颈部肿瘤，较大较深的复发或难治性癌或各种软组织肉瘤。

（2）胸部肿瘤，如食管癌、肺癌、纵隔肿瘤、胸膜肿瘤、心包肿瘤及癌性胸腔积液等。

（3）腹部肿瘤，如肝癌、胰腺癌、胃癌、结肠癌、胆囊癌、腹膜后肿瘤和癌性腹腔积液等。

（4）盆腔肿瘤，如膀胱癌、前列腺癌、直肠癌、子宫颈癌和卵巢癌等。

（5）其他部位肿瘤，恶性淋巴瘤、骨与软组织肿瘤和恶性黑色素瘤等。

（6）骨转移瘤。

2. **禁忌证**

（1）绝对禁忌证：孕妇和无自主表达能力的患者；有器质性中枢神经疾病、恶病质、水电解质严重紊乱、严重心肺功能不全者；严重感染不能耐受加温治疗者；体内有热积聚金属置入物和起搏器者；传染性疾病（如活动期梅毒和活动性结核）等；精神疾病患者；身体感知障碍者；出血倾向者。

（2）相对禁忌证：伴有神经症状的脑转移者；冠心病；腹部皮下脂肪过厚者；加温治疗部位皮肤有感染和溃烂者；妇女经期。

3. **操作程序与方法**

（1）深部热疗可选用射频、微波或超声等深部热疗设备。

（2）向患者交代治疗目的、方法、治疗注意事项及易出现的并发症，治疗前必须签署知情同意书。

（3）协助患者取舒适并便于治疗的体位，让其精神放松，勿紧张。

（4）热疗前必须通过 CT 或 MRI 等了解肿瘤部位和范围，以利于加温区域定位。

（5）根据设备不同，应采用以下不同的程序和不同的方法。

①电容式射频热疗时，在极板与患者之间用毡垫和水袋耦合好，极板与患者夹紧，尽力减少空间间隙，防止空气形成热点，必要时加用小型水囊填塞空隙。治疗期间全程注意匹配调整，以满足皮肤表面温度相对较低、深部肿瘤温度高的治疗目的。

②美国环形阵列式热疗时，先根据患者 CT 或 MRI 获取患者体宽、体厚及肿瘤位置等数据，然后将数据导入计划系统通过调节频率、振幅和相位生成适形性的热场图，在精确计划基础上调节功率，使肿瘤受到较高热杀伤。

③高能超声聚焦热疗时，患者治疗体位根据需要进行选择，如仰卧位、俯卧位和坐位等，根据治疗要求对患者进行消毒并镇痛或镇静，酌情插尿管，治疗靶区需要根据影像学进行定位，目前常用的影像设备有超声和 MRI。采用超声定位者，需利用仪器内置探头完成对治疗区域的再次定位，设置好频率和功率，根据靶区瘤体大小选取适宜的治疗剂量。当靶区灰度出现明显变化后，结束治疗。

④大功率微波深部热疗时，目前多通过聚束形式进行深部热疗。

（6）深部热疗时，需保证每次有效治疗温度时间维持 45 ～ 60 min，如治疗需要，可适当延长至 90min。相邻 2 次传统高温（瘤内 43 ～ 45℃）热疗之间要求间隔 72h。如合并其他抗肿瘤治疗，可酌情调整温度（亚高温＜ 41℃）与频次，但 2 次热疗间隔应≥ 24h。

（7）治疗中需采用实时测温的方式进行温度监测，含体表测温和深部测温。胸部加温时建议应用食管内传感测温器，瘤内测温最佳，腹盆部加温至少应用直肠内传感器测温。有条件时行瘤内测温，最好多点测温。另外，可设传感器测量口腔或腋下温度，以对全身温度进行监测。治疗中肿瘤周围正常组织温度不能＞ 43℃（颈部热疗时，外耳道温度≤ 41℃）。

（8）治疗中应监测血压和心率的变化。患者在热疗中出现全身温度过高、心率过快、出汗过多、血压异常升高或皮肤剧烈疼痛时必须立即中止治疗，采取措施缓解后可根据情况选择继续治疗，必要时停止治疗。治疗前、后各测量 1 次血压和心率。

（9）治疗记录应包括：辐射器大小、患者治疗体位和水袋结构情况；使用功率、能量、各测温点的数据、温度曲线及温度参数；患者心率、血压、加温部位的热感觉、疼痛感觉、是否出现皮肤烧伤和是否出现皮肤硬结等情况。

4. 注意事项

（1）设备使用前应了解其性能和有效透热度、辐射器尺寸和加温的有效范围及热场是否均匀。

（2）深部热疗原则上不单独作为一种根治手段，必须结合放疗、化疗或其他治疗手段，以进一步提高肿瘤治疗的疗效。

（3）热疗反应、并发症和后遗症。

①热疗中或热疗后出现全身温度过高、心率过快、血压异常、出汗过多而虚脱的全身反应，要及时处理。

②皮肤烧伤，多数表现为皮肤急性的轻度烫伤，如红肿及水疱，按照烧伤处理原则给予及时对症处理。

③皮下疼痛和硬结是由于皮下脂肪过热引起，发生率约 10%，皮下脂肪厚度＞ 2cm 时发生率增加，应向患者事先说明，治疗以对症处理为主。

三、全身热疗

全身热疗是指利用红外线、微波和射频等物理因子通过对全身或局部加温致使全身温度升高达到全身热治疗效果的一种治疗手段。

1. 适应证

（1）临床确诊的恶性肿瘤，患者能耐受并愿意接受全身热疗。

（2）配合放疗和化疗等其他抗肿瘤综合治疗。

（3）肿瘤术后的预防复发转移治疗。

（4）其他治疗后复发或化疗耐药的治疗。

（5）晚期全身广泛转移的姑息治疗。

2. 禁忌证

（1）新近脑血管病变，或伴有可引发

脑水肿、颅内高压的疾病或因素。

（2）严重器质性心脏病或心律失常、心脏储备功能明显下降（心脏功能在Ⅱ级以下）。

（3）未控制的高血压［血压＞160/100mmHg（1mmHg=0.133kPa）］。

（4）严重的呼吸功能障碍（肺功能＜正常的60%）。

（5）肝功能或肝储备功能明显降低，活动性肝病。

（6）严重的肾实质或肾血管病变、肾功能不全。

（7）存在未经控制的感染灶或潜在感染灶，以及有败血症倾向。

（8）未获纠正的中度至重度贫血。

（9）有明显出血倾向或弥散性血管内凝血（DIC）倾向，单独热疗时血小板＜50×10^9/L，合并化疗时血小板＜80×10^9/L，妇女经期。

（10）全身衰竭。

（11）无自主表达能力患者。

3. 临床观察指标

（1）观察治疗前和治疗后血常规、尿常规、生化指标、心肺功能、肿瘤标志物及免疫功能等变化。

（2）观察实体瘤的变化及患者的疼痛情况、一般状况和不良反应发生的情况。

4. 治疗前准备

（1）常规检查

①三大常规。

②生化全项。

③肿瘤标志物。

④心电图和超声心动图。

⑤胸片或胸部CT、腹部或盆腔MRI。

（2）根据患者身体实际情况参考选择如下检查项目。心肌酶谱、免疫功能、血气分析和肺功能等。

（3）热疗工作人员的准备工作：患者临床资料的总结和评估；患方知情同意。

（4）护理及相关准备工作

①治疗前充分的休息和营养＋心理护理。

②治疗前根据需要适当补充能量合剂、氨基酸、脂肪和维生素类。

③治疗前建立静脉通路。

④治疗前晚酌情给予小剂量镇静药物。

⑤出汗较多时应补充水和电解质，保持水、电解质平衡，防止虚脱发生。

（5）全身热疗设备调试检测：按照热疗设备使用说明书以及操作规范，检查调试设备。

5. 治疗规范

（1）加热前准备

①确认可以进行全身热疗后，将患者送入热疗室。

②接受红外舱治疗的患者入舱后，固定背部传感器（肩角下角线与脊椎交点）、患者仰卧于治疗床上；接受高能微波全身热疗治疗者，需注意保护晶体及睾丸。

③布设体外、直肠温度传感器。

④监测生命体征和血氧饱和度，必要时吸氧。

⑤全麻情况下，为防止压疮发生，患者枕部、骶尾部及足跟部需加垫棉垫，使足跟部悬空；实施导尿，并留置导尿；固定四肢；患者眼睑内涂红霉素眼膏，并戴眼罩，敷凉毛巾。

⑥实施深度镇静的目的在于减轻机体的过度应激反应，深度镇静以患者维持睡眠状态，对言语刺激有反应，深反应减弱或消失，呼吸、心率、血压及尿量正常，对外界言语刺激有反应为基准，调节镇静药用量。

（2）治疗中监测

①体温监测

● 体表温度监测要求体表温度监测点应

均匀分布在体表各区域。

● 体表温度监测点应 ≥ 5 个。

● 必须实时、不间断观察各体表观测点的温度。

● 体表各点温度均需 ≤ 41.5℃。

② 体内温度监测

● 要求体内温度监测点 ≥ 1 个。

● 体内监测点位于直肠（代表腹腔温度）。

● 控制体内监测点温度 ≤ 41.5℃。红外线或微波体表加热时，人体皮肤温度首先升高，实时观察各体表观测点的温度，控制设备使其均匀升高，要求 ≤ 41.5℃。

体内温度观测点位于直肠，以该点温度代表腹腔温度/体核温度，加热过程中直肠温度持续上升，一般升温速度为每 5 分钟内 0.2℃。如果低于该速度，提示升温较慢，应分析升温慢的原因。人体体温达到 38.5℃以上时，由于机体体温调节的作用，往往会出现排汗增加，影响升温，此时可以静脉注射东莨菪碱 0.3mg 抑制排汗。当直肠温度达到 40.0℃时停止高功率加热，维持一定时间，控制直肠温度 ≤ 41.5℃。人体监测点温度在 39.0 ～ 41.5℃，维持 60min。

③ 体液监测：随着体温的变化，人体内环境处于应激状态，应随时记录补液量和尿量，根据心率和血压估测血容量情况，进行补液调节。

④ 热剂量监测：全身热疗设备的软件，需有累计热剂量功能，为了便于比较，建议该剂量定义为等效热剂量（equivalent thermal dose，ETD）41.8℃，单位为 min。累计热剂量（ETD 41.8℃）应该 > 60min。

四、体腔灌注热疗

1. 胸腔热循环灌注

（1）适应证：晚期恶性肿瘤伴发的胸腔积液；胸膜有弥漫性癌性结节的恶性胸腔积液。

（2）禁忌证：重度心肺功能损伤患者；急性感染患者；伴有发热，体温 > 38℃患者；有出凝血功能障碍者；精神病患者等。

（3）灌注容量及药物的选择

① 采用循环机治疗时，灌注的循环溶液一般为 1000 ～ 1500ml，胸腔内留液一般是 500ml 左右，因患者个体差异可有增减；采用外辐射加热治疗时，胸腔内灌注液容量为 100 ～ 200ml。

② 溶剂常为生理盐水、林格液、葡萄糖注射液或蒸馏水（慎用）。

③ 药物选择根据以下几点。

● 药物必须能通过其自身或其代谢产物杀死肿瘤细胞。

● 药物必须有低的胸腔通透性。

● 药物必须能很快从血浆中清除。

● 药物必须有较强的穿透肿瘤组织的能力。

● 通过加热易增加敏感性、渗透性的药物。具体药物的选择为顺铂、卡铂、奈达铂、培美曲塞、博来霉素、丝裂霉素、恩度及复方苦参等。

④ 用药原则

● 既可选择单一给药，也可联合序贯给药。

● 化疗药物的剂量目前暂未有统一的标准，原则上以静脉用量为标准。若联合静脉应用，则剂量酌减。

（4）灌注流程

① 置管：患者取坐立位，常规探查患侧胸腔积液情况，首先定位于患侧腋后线体表，常规消毒、铺巾和利多卡因局部麻醉后，在超声引导下用穿刺针穿入患侧胸腔积液内，可见液体流出，沿穿刺针放入导丝，拔出穿刺针，沿导丝用扩张管扩张

后放入单腔带侧孔中心静脉导管，拔导丝，固定中心静脉导管，术毕可引流出淡黄色液体；然后定位于患侧肩胛线体表（选择前一穿刺点上一肋间或下一肋间），在超声引导下用穿刺针穿入右侧胸腔积液内，可见液体流出，沿穿刺针放入导丝，拔出穿刺针，沿导丝用扩张管扩张后放入单腔带侧孔中心静脉导管，拔导丝，固定中心静脉导管，术毕可引流出淡黄色液体，术毕观察无明显活动性出血征象。

②循环灌注：分为热灌注冲洗和热灌注循环化疗 2 个步骤。

• 热灌注冲洗：连接各管路，循环药液袋内输入预冲液 1500 ～ 2500ml，排尽袋内空气，插各测温传感线，加热预冲液至 43 ～ 45℃。一侧引流管连接入体阀，一侧引流管连接一次性引流袋，开始冲洗胸腔，入体端泵速 50 ～ 70 ml/min，温度 43℃左右（≤ 45℃）、一边冲洗一边开放引流，将循环药液袋内预冲液全部冲洗完后，尽量引流尽胸腔内液体，引流出的一次性引流袋内液体全部丢弃（此过程不产生循环，只是单纯的一端进液一端引流冲洗过程）。

• 热灌注循环化疗：循环药液袋内输入 0.9% 氯化钠溶液 300 ～ 1000ml+ 化疗药物，将药液加热至 43 ～ 45℃，一侧引流管接入体阀，另一侧接出体阀，开始循环热灌注化疗，入体端泵速 50 ～ 70ml/min，温度 43℃左右（≤ 45℃），使药物与胸膜充分、均匀、持续地接触，再回流到加热的循环药液袋，形成完全密闭的循环治疗系统，维持有效的循环约 60min 后将循环的药液全部保留在胸腔内。

（5）常见不良反应及并发症：恶心、呕吐和食欲减退等胃肠道反应及骨髓抑制、胸痛和发热等；部分患者出现心力衰竭、肺水肿和气胸。

（6）注意事项

①注意治疗过程中每隔 15 分钟协助患者变换体位 1 次，连续监测患者体温、心率、心电图、呼吸、血压和血氧饱和度等指标的变化，并维持各项生命体征在正常范围。

②灌注输入速度应控制在 100ml/min 以内，防止诱发急性肺水肿。

③向患者交代治疗目的、方法、治疗注意事项及易出现的并发症，治疗前必须签署知情同意书。

2. 热循环灌注

（1）适应证

①晚期腹盆腔肿瘤，术前或姑息治疗。

②腹盆腔恶性肿瘤手术发现冲洗液癌细胞为阳性者。

③腹盆腔恶性肿瘤术中发现肿瘤侵及全层或淋巴结转移或广泛器官、肠系膜及大网膜转移，手术切除非 R0 者。

④癌性腹膜炎、腹腔积液。

（2）禁忌证

①恶病质，伴有发热，体温升高，伴有明显感染者。

②有出凝血功能障碍者，严重的心肺功能障碍者。

③各种原因引起的腹腔严重粘连导致穿刺入肠管的危险性增加。

④吻合口存在水肿、缺血和张力等愈合不良因素者。

⑤生命体征不稳定的患者。

（3）治疗模式

①灌注容量，包括循环模式灌注容量和闭合式外加热灌注容量。

• 循环模式灌注容量：灌注容量目标是尽可能地使整个腹腔脏器表面都有一定浓度药液覆盖，使药液在腹腔内均匀分布。在实际操作过程当中，由于患者个体差异及内、外科管路差异性，导致实际腹腔灌注量差异也很大，内科模式为 1500 ～ 2500ml，外科模式为 3000 ～ 5000ml。腹腔内药液覆盖情况可以借助于 B 型超声进行观察。

● 闭合式外加热灌注容量：灌注容量目标是尽可能地使整个腹腔脏器表面都有一定浓度药液覆盖，使药液在腹腔内均匀分布。在实际操作过程当中，由于患者个体差异及腹腔积液量不同，灌注的液体量根据具体情况为 1000 ～ 2500ml。

② 溶剂常为生理盐水、林格液、葡萄糖液或蒸馏水（慎用）。

③ 药物选择根据以下几点。

● 药物必须能通过自身或其代谢产物杀死肿瘤细胞。

● 药物必须有低的腹腔通透性。

● 药物必须能很快从血浆中清除。

● 药物必须有较强的穿透肿瘤组织的能力。

● 通过加热易增加敏感性、渗透性的药物。具体药物的选择如下。

○ 胃癌选择紫杉醇、奥沙利铂、顺铂和表柔比星。

○ 结直肠癌选择顺铂、丝裂霉素和奥沙利铂。

○ 妇科肿瘤选择紫杉醇、多烯紫杉醇、卡铂、顺铂、奥沙利铂和表柔比星。

○ 腹膜假性黏液瘤选择奥沙利铂、卡铂、顺铂、丝裂霉素和表柔比星。

○ 肝胆胰腺癌选择紫杉醇、多烯紫杉醇、奥沙利铂、卡铂、顺铂、丝裂霉素、表柔比星和吉西他滨。

④ 用药原则：既可选择单一给药，也可联合序贯给药；化疗药物的剂量目前暂未有统一的标准，原则上以静脉用量为标准。若联合静脉应用，则剂量酌减。使用

铂类化疗药物时，按照药物说明书进行水化。使用紫杉醇药物时，按照说明书进行抗过敏等治疗，对腹膜通透性不高的药物，可适当提高剂量，以增加局部药物的浓度，提高肿瘤细胞减灭效果。

（4）灌注流程

① 循环式灌注流程

● 腹腔无积液者：B 超定位避开粘连的肠管和肿瘤，确定穿刺点。常规穿刺建立入体通道，连接输液器灌入 500 ml 温热盐水，确保穿刺针在腔内流速无阻力，连接循环机管道，设定仪器的工作温度 45.0 ～ 45.5℃，单向灌注热盐水，腹腔一般 2500 ～ 3000ml，以微感腹胀满为宜，再穿刺置输出端针，连接循环机管道，开始加热循环治疗。循环中调节人体温度在 42 ～ 45℃，出体温度一般在 39.0 ～ 41.5℃，流速 150 ～ 200ml/min，持续恒温循环 50 ～ 60min。根据出体温度调整流速，最后排出部分液体，腹腔留液 ≥ 1500 ml。注入化疗药物（循环中或循环后分次给）前，常规注入地塞米松 10mg、呋塞米 20mg。为避免温度 > 39℃ 对大脑损伤，头部常规敷冷 / 凉毛巾或戴冰帽。

● 腹腔有积液者：根据积液量和性质不同区别处理。若积液为流动性，建议先排出积液（方法可参照胸腔积液处理要求）；若积液流动性差，先单向同步热灌洗，边灌边放，用热盐水置换大部分恶性积液，稀释积液，保证循环治疗的顺畅和疗效的提高；若是胶冻样积液自穿刺针排出困难，可置较粗的带侧孔的导管先单向灌洗后再循环化疗，或者有外科循环灌注设备的行外科术中或术后管路模式。如果患者一般状况较差，可直接利用腹腔积液循环治疗；若腹腔有较大包裹性积液，只要包裹腔有 200 ～ 500ml 液体仍可进行腔内循环治疗。

②闭合外加热灌注流程

● 将需要注入腹腔内的液体在体外先期进行加热，液体温度加热到 43 ~ 45℃。

● 将药物分别溶入加热液体后，采用加压模式快速将热液注入腹腔内，注入液体的原则为先快速注入未加化疗药物液体，在确保液体无外渗和管道通畅后，再快速注入化疗药物，最后保留未加化疗药物的液体进行冲管。

③治疗时间及治疗频次：有效治疗温度时间每次 60 ~ 90min。频次根据疾病种类和治疗目的的选择。根治术后预防性治疗 1 ~ 3 次；姑息性术后、减瘤术后、恶性腹腔积液 3 ~ 5 次。根据化疗方案、热耐受的要求及住院时间的限制，热循环治疗 2 次间隔以 1 ~ 3d 为宜、连作 2 ~ 3 次为 1 个周期。化疗药物应足量，可以多周期治疗。肿瘤标志物转阴率血清常常比积液早，建议在积液很快消失、血清标志物刚转阴时，继续巩固 1 ~ 2 个周期，以确保治疗的有效性。

④对循环灌注失败的预防性措施：如果在热循环灌注过程中出现循环不畅导致出体温度 < 39℃，建议在药物完全灌注入体腔内后常规采用深部热疗继续加热 > 30min，以弥补体腔内药液温度不足，确保热疗的有效性。

（5）常见不良反应及并发症：灌注治疗中或治疗后可能会出现低热、恶心呕吐或腹胀、腹痛等不适，可予退热、止吐、解痉和镇痛等对症处理后较易缓解。温热与化疗药物联合，可能产生相互叠加的不良反应，如骨髓抑制或胃肠道反应、急性肾衰竭、化学性腹膜炎等，应密切观察或监测病情变化。个别患者会出现胃排空障碍和肠麻痹等并发症，但这些并发症多与患者本身的疾病因素或手术有关，经对症处理后多可恢复正常。

3. 膀胱热循环灌注

（1）适应证：适用于各期患者，特别是非肌层浸润性膀胱癌。对其他已有深部浸润的病灶不能发挥良好的治疗作用，但对浅表有病灶者仍有治疗作用。

（2）禁忌证：膀胱内活动性出血、膀胱穿孔和急性泌尿系感染。

（3）灌注容量及药物的选择

①容量因技术与设备不同有所区别，一般准备 1000ml 溶液量。

②溶剂常为生理盐水、林格液或葡萄糖注射液或蒸馏水（慎用）。

③药物选择根据以下几点。

● 药物必须能通过自身或其代谢产物杀死肿瘤细胞。

● 药物必须有较低的通透性。

● 药物必须能很快从血浆中清除。

● 药物必须有较强的穿透肿瘤组织的能力。

● 通过加热易增加敏感性、渗透性的药物。具体药物的选择为表柔比星、吡柔比星、多柔比星、丝裂霉素、羟喜树碱和吉西他滨等，其中吡柔比星溶剂必须是葡萄糖注射液或蒸馏水，其余可用生理盐水配制。

④用药原则：既可选择单一给药，也可联合序贯给药。

（4）灌注流程：根据灌注设备及技术不同分为 3 种方法。

①将微波源通过尿管导入膀胱，再将配制好的化疗药物灌注入膀胱，后通过微波来加热药液，控温 42 ~ 45℃；为防止过热，治疗 20min 后将药液泵出膀胱；再注入相同药液，加热膀胱壁。治疗总共维持 40min。

②用蒸馏水 2000ml 加塞替派 150mg 置于恒温水箱，调温 50 ~ 52℃，三腔尿管

插入膀胱，进出入水管分别连接于恒温水箱的出入水口，将加温的药液体循环于恒温水箱和膀胱之间，进行热灌注。

③予患者异丙嗪＋哌替啶镇静镇痛，插入尿管，连接专用治疗管道与热灌注治疗仪，测温探针插入治疗出入管道，储液袋内灌入化疗药液；设定治疗温度45℃、时间45min、灌注速度150ml/min，把治疗管道间通路打开，形成循环热灌注。

（5）不良反应：主要是化学性膀胱炎和血尿，严重程度和膀胱灌注量和频率相关，多数不良反应在停止灌注后可自行改善和消失。其他少见不良反应包括恶心、呕吐、发热、脱发和泌尿系统感染等，注意对症处理。

（6）注意事项

①向患者交代治疗目的、方法、治疗注意事项及易出现的并发症，治疗前必须签署知情同意书。

②核对患者姓名以及药品名称、剂量、浓度和用法等。

③询问是否有过敏史。

④让患者排空尿液，确认患者未在2h内饮水、输液及服用利尿药。

参考文献

[1] 中国临床肿瘤学会肿瘤热疗专家委员会，中日医学科技交流协会热疗专家委员会，中华医学会放疗分会热疗学组.肿瘤热疗中国专家共识[J].实用肿瘤杂志，2020, 35(1):1-10. DOI:10.13267/j. cnki. syzlzz. 2020.01.001.

第 3 章

肿瘤消融技术

肿瘤消融术是近年来发展迅速的姑息性手术方法。肿瘤消融（tumor ablation）属于非血管性介入治疗，是直接将化学物质或能量作用于肿瘤病灶以根除或实质性毁损肿瘤的局部疗法。包括化学消融（chemical ablation ）和能量消融（energy - based ablation ）。前者主要利用无水乙醇、乙酸等毁损肿瘤，后者包括通过热效应灭活肿瘤的射频消融（radiofrequency ablation，RFA ）、微波消融（microwave ablation，MWA ）、冷冻消融（cryo ablation，Cryo - A）、激光消融（laser ablation，LA）、超声消融（ultrasound ablation）和通过非热效应灭活肿瘤的不可逆电穿孔（irreversible electroporation，IRE）。

肿瘤消融治疗是指在超声或 CT 等影像学方法引导下经皮、经腹腔镜或术中直视下等途径，主要将电极置入肿瘤组织内，通过针尖发出射频波，电极周围组织细胞内发生低温或高速离子震荡、相互撞击产生高热，使肿瘤组织热凝固性坏死，达到杀灭肿瘤的目的。该技术治疗所需时间短、创伤小、无不良反应，是肿瘤微创治疗的手段之一。

第一节　肿瘤消融治疗技术评审准入及流程图

一、有相关工作人员、设备设施、技术支持，填写《限制类技术临床应用能力审核申请书》

根据省卫生行政部门监制的审核申请书进行填写，项目负责人及科室负责人需于承诺书签字，承诺：①本申请书的内容均为真实信息；②严格按照《医疗技术临床应用管理办法》的有关规定，建立和完善技术应用的规章制度和操作规范，确保医疗安全；③及时整理、分析、总结病例资料及临床应用信息，按期接受评估；④如应用期间发生《医疗技术临床应用管理办法》第二十五条所规定情形的，立即暂停临床应用并上报卫生健康行政部门；⑤申请的限制类技术距上次同一限制类技术未通过临床应用能力技术审核时间未满12 个月的不再申请。

我院所使用的为山西省卫生健康委员会监制的申请书，包括如下内容。

1. 医疗机构基本情况　如名称、登记号、医院性质、医院等级、法人代表、地址、联系电话、编制床位、在编人员、申报负责人、项目负责人、相应诊疗科目登记情况、相应科室设置情况等。

2. 项目所在科室情况　科室卫生技术人员职称结构及学历结构、主要工作人员情况、项目负责人及科室负责人简况（需写明该项目的专业培训或进修经历）。

3. 项目所在科室的专用设备、设施及工作基础、场所情况　包括独立病区数量、独立病床数量，其他场所名称及面积，消融技术相关场所包括消融机房、CT 室、超声科等；设备情况包括必备设备及应有设备的名称、型号及产地、台数等；消融必备设备有微波/射频治疗仪、心电监护仪等，应有设备有 CT 机、便携式 B 超机等；工作基础即综合技术情况，包括与该技术相关的已开展的项目名称、开展时间、例数、手术成功率、病例病案号等（综合技术情况是指所在科室开展的与该申请项目相关并能体现医疗技术水平的技术）。

4. 相关辅助设施情况　包括相关科室工作用房面积、病床数量、卫生标准、主要相关设备、项目相关工作人员情况等；消融相关的科室有放疗技术科、超声科、医学影像科等，放疗技术科主要相关设备有模拟定位机、加速器、后装治疗机等。

5. 该项目的基本概况和可行性论证　有国内外应用情况（包括该项技术在国内外的应用时间、范围、例数及获得相关监督管理部门的准入情况）、适应证、禁忌证、不良反应（①疼痛；②发热；感染、出血、神经损伤；③治疗过程中心率加快，心脏负荷增加，烦躁；④脏器损伤，如气胸等）、质量控制措施（严格把握适应证及禁忌证、严格按操作规程进行操作）、判定标准和评估方法（疗效评估参照 WHO 标准，可结合其他评价指标，如无进展生存期等）、其他医疗技术治疗同种疾病的比较（风险、疗程、疗效、费用等方面）、风险评估与应急预案。

6. 该项目相关保障制度

（1）术前和术后管理制度：是否严格遵守本系统疾病诊疗规范、严格遵守本诊疗技术操作规范和诊疗指南、严格掌握手术适应证和禁忌证、手术由本院具有临床应用能力的在职主治医师以上的医师决定、按照四级手术管理的技术由在职副主任医师决定和实施、是否有术前的手术方案和预防并发症的措施、是否有术后的治疗与管理方案。

（2）告知制度：开展本手术前，是否向患者或其法定监护人、代理人告知手术目的，是否向患者或其法定监护人、代理人告知手术风险，是否向患者或其法定监护人、代理人告知术后注意事项，是否向患者或其法定监护人、代理人告知可能发生的并发症及预防措施，是否签署知情同意书。

（3）随访制度：是否建立诊疗质量管理制度、是否建立诊疗后随访制度、是否按制度规定进行随访、是否有随访记录。

（4）其他：包括患者须知、相关设备的使用和保养等。

7. 本医疗机构的伦理论证报告　对该技术的原理、使用方法、疗效、目的进行阐述，说明其是否符合医学伦理学的观点和原则，并得出是否同意开展该技术的结论。

8. 其他

（1）医疗机构伦理委员会意见。

（2）申请单位意见。

（3）专家组意见。

（4）卫生健康行政部门意见。

二、收集资料

1.《医疗机构执业许可证》副本。

2. 医院评审证书。

3. 辐射安全许可证、放射诊疗许可证。

4. 医护人员《医师执业证书》《护士执业证书》《职称证书》《结业证书》。

5. 设备目录（消融治疗仪、心电监护仪、CT 及超声等设备）。

6. 设备营业执照、生产许可证、产品注册证、进口许可证等复印件。

7. 肿瘤消融技术相关药品（处理不良反应及抢救用药）说明。

8. 医学伦理委员会审查报告复印件，内容包括项目名称、承担单位、项目负责人、职称、伦理可行性阐述等。

9. 医学伦理委员会成员名单（包括姓名、工作单位、专业、职务、职称等情况）。

消融技术评审准入要求、管理

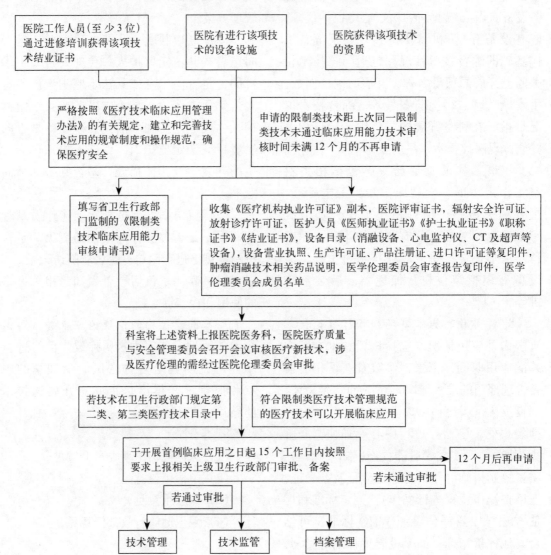

第二节　肿瘤消融治疗技术管理制度

肿瘤消融治疗技术管理规范

（2017 年版）

为规范肿瘤消融治疗技术临床应用，保证医疗质量和医疗安全，制订本规范。本规范是医疗机构及其医务人员开展肿瘤消融治疗技术的最低要求。

本规范所称肿瘤消融治疗技术是指采用物理方法直接毁损肿瘤的局部治疗技术，包括射频、微波、冷冻、超声、激光、不可逆电穿孔等治疗技术，治疗途径包括经皮、腔镜和开放手术下。

一、医疗机构基本要求

（一）医疗机构开展肿瘤消融治疗技术应当与其功能、任务和技术能力相适应。

（二）有卫生健康行政部门核准登记的、与肿瘤消融治疗技术相关的诊疗科目。

（三）肿瘤治疗床位不少于 30 张。

（四）有麻醉后监测治疗室（PACU）或重症医学科。

1. 设置符合规范要求，达到Ⅲ级洁净辅助用房标准，病床不少于 6 张，每病床净使用面积不少于 15 平方米，能够满足肿瘤消融治疗技术应用专业需要。

2. 符合肿瘤消融治疗危重患者救治要求。

3. 有空气层流设施、多功能监护仪和呼吸机等设备。

4. 能够开展有创监测项目和有创呼吸机治疗。

5. 有经过专业培训并考核合格的、具有 5 年以上重症监护工作经验的专职医师和护士。

（五）其他辅助科室和设备。

1. 有开展肿瘤消融治疗技术的治疗室，符合消毒和无菌操作条件。

2. 具备开展血管介入治疗的相关条件。

3. 有磁共振（MRI）、计算机 X 线断层摄影（CT）或超声等设备和医学影像图像管理系统。

（六）有至少 2 名具备肿瘤消融治疗技术临床应用能力的本医疗机构在职医师。有经过肿瘤消融治疗技术相关知识和技能培训合格的、与开展的肿瘤消融治疗技术相关的其他专业技术人员。

二、人员基本要求

（一）开展肿瘤消融治疗技术的医师。

1. 取得《医师执业证书》，执业范围为与应用肿瘤消融治疗技术相关的本医疗机构注册医师。

2. 有 5 年以上肿瘤诊疗临床工作经验，取得副主任医师及以上专业技术职务任职资格。

3. 经过省级卫生健康行政部门指定的培训基地关于肿瘤消融治疗技术相关系统培训，具备肿瘤消融治疗技术临床应用的能力。

（二）其他相关专业技术人员。

经过肿瘤消融治疗技术相关专业系统培训，满足开展肿瘤消融治疗技术临床应用所需的相关条件。

三、技术管理基本要求

（一）严格遵守肿瘤消融治疗技术操作规范和诊疗指南，严格掌握肿瘤消融治疗技术的适应证和禁忌证。

（二）实施肿瘤消融治疗前，应当向患者及其家属告知治疗目的、治疗风险、治疗后注意事项、可能发生的并发症及预防措施等，并签署知情同意书。

（三）建立健全肿瘤消融治疗技术应用后监控及随访制度，并按规定进行随访、记录。

（四）建立病例信息数据库，在完成每例次肿瘤消融治疗后，应当按要求保留并及时上报相关病例数据信息。

（五）医疗机构及其医师应当按照规定定期接受肿瘤消融治疗技术临床应用能力评估，包括病例选择、手术成功率、严重并发症、死亡病例、医疗不良事件发生情况、术后患者管理、患者生存质量、随访情况和病历质量等。

（六）其他管理要求。

1. 使用经国家食品药品监督管理总局批准的肿瘤消融治疗相关器材，并严格按照规定的产品应用范围使用，不得违规重复使用与肿瘤消融治疗技术相关的一次性医用器材。

2. 建立肿瘤消融治疗相关器材登记制度，保证器材来源可追溯。在应用肿瘤消融治疗技术患者住院病历的手术记录部分留存肿瘤消融治疗相关器材条形码或者其他合格证明文件。

四、培训管理要求

（一）拟开展肿瘤消融治疗技术的医师培训要求。

1. 应当具有《医师执业证书》，临床工作满 3 年。

2. 应当接受至少 6 个月的系统培训。在指导医师指导下，参与 25 例以上肿瘤消融治疗技术操作，并独立完成 25 例以上肿瘤消融治疗技术操作和患者的全过程管理，包括术前诊断、手术适应证的评估、手术方式的评估、可能发生的风险及应对措施、手术过程、围术期处理、术后并发症处理和随访等，并考核合格。

3. 在境外接受肿瘤消融治疗技术培训6 个月以上，有境外培训机构的培训证明，并经省级卫生行政部门指定的培训基地考核合格后，可以视为达到规定的培训要求。

4. 本规定印发之日前，从事临床工作满 10 年，具有副主任医师专业技术职务任职资格，近 5 年独立开展肿瘤消融治疗技术临床应用不少于 100 例，未发生严重不良事件的，可免于培训。

（二）培训基地要求。

1. 培训基地条件。

省级卫生行政部门指定肿瘤消融治疗技术培训基地。培训基地应当具备以下条件。

（1）三级甲等医院，符合肿瘤消融治疗技术管理规范要求。

（2）有独立的影像引导肿瘤消融治疗室。

（3）消融相关科室治疗床位数不少于50 张。

（4）具有肿瘤消融治疗技术临床应用能力，已开展肿瘤消融治疗临床应用 5 年以上，总数不少于 1000 例，申报前一年内不少于 300 例或单项消融技术不少于 100例，严重并发症发生率低于 5%，围术期死亡率低于 0.2%。

（5）开展腹（胸）腔镜下或开放手术肿瘤消融治疗技术临床应用 5 年以上，总数不少于 500 例，且备案前一年内不少于100 例，严重并发症发生率低于 5%，围术期死亡率低于 0.2%。

（6）有不少于 4 名具有肿瘤消融治疗技术临床应用能力的指导医师，其中至少 1名具有主任医师专业技术职务任职资格。

（7）有与开展肿瘤消融治疗技术培训工作相适应的人员、技术、设备和设施等条件。

2. 培训工作基本要求。

（1）培训教材和培训大纲满足培训要求，课程设置包括理论学习、临床实践。

（2）保证接受培训的医师在规定时间内完成规定的培训。

（3）培训结束后，对接受培训的医师进行考试、考核，并出具是否合格的结论。

（4）为每位接受培训的医师建立培训及考试、考核档案。

肿瘤消融治疗仪管理制度

1. 为保证肿瘤消融治疗临床应用的医疗质量和医疗安全，制定如下规范。

2. 严格遵守肿瘤消融治疗技术操作规范和诊疗指南，正确掌握肿瘤消融治疗技术的适应证和禁忌证，根据患者病情、可选择的治疗手段、患者经济承受能力等综合判断，决定治疗方案。

3. 实施肿瘤消融治疗前，应当向患者和其家属告知治疗目的、治疗风险、治疗后注意事项、可能发生的并发症及预防措施等，并签署知情同意书。

4. 经皮消融过程必须在超声或 CT 等影像引导和监控下施行，以提高治疗的安全性和可靠性。

5. 肿瘤消融治疗后应严密观察病情，及时处理可能发生的并发症。

6. 建立、健全肿瘤消融治疗的技术评估及随访制度，并按规定进行记录。

7. 定期接受肿瘤消融治疗技术临床应用能力评估，包括病例选择、治疗成功率、严重并发症、死亡病例、医疗事故发生情况、治疗后患者管理、患者生存质量、随访情况和病历质量等。

8. 建立定期仪器设备检测、维护制度和使用登记制度。

9. 严格执行国家物价、财务政策，按照规定收费。

10. 不得违规重复使用一次性肿瘤消融治疗器材，不得通过器材谋取不正当利益。

第三节 肿瘤消融治疗技术临床应用质量控制指标

（2017 年版）

一、肿瘤消融治疗指征正确率

（1）定义：实施肿瘤消融治疗的患者，符合治疗指征的例次数占同期肿瘤消融治疗总例次数的比例。

（2）计算公式：

$$肿瘤消融治疗指征正确率 = \frac{符合治疗指征的例次数}{同期肿瘤消融治疗总例次数} \times 100\%$$

（3）意义：反映医疗机构肿瘤消融治疗技术的规范性。

二、肿瘤消融治疗完成率

（1）定义：按照肿瘤消融计划，实际完成消融治疗的病灶总数占同期计划完成消融治疗的病灶总数的比例。

（2）计算公式：

$$肿瘤消融治疗完成率 = \frac{实际完成消融治疗的病灶总数}{同期计划完成消融治疗的病灶总数} \times 100\%$$

（3）意义：反映医疗机构肿瘤消融治疗技术水平。

三、肿瘤消融治疗后临床症状有效缓解率

（1）定义：肿瘤消融治疗后临床症状有效缓解的例次数占同期有症状的肿瘤消融治疗总例次数的比例。

（2）计算公式：

$$肿瘤消融治疗后临床症状有效缓解率 = \frac{肿瘤消融治疗后临床症状有效缓解的例次数}{同期有症状的肿瘤消融治疗总例次数} \times 100\%$$

（3）意义：反映肿瘤消融治疗后临床症状缓解情况。

四、肿瘤消融治疗后局部病灶有效控制率

（1）定义：肿瘤消融治疗后局部病灶有效控制的例次数占同期肿瘤消融治疗总例次数的比例。

（2）计算公式：

$$肿瘤消融治疗后局部病灶有效控制率 = \frac{肿瘤消融治疗后局部病灶有效控制的例次数}{同期肿瘤消融治疗总例次数} \times 100\%$$

（3）意义：反映肿瘤消融治疗后局部病灶的控制情况。

五、肿瘤消融治疗后30d内严重并发症发生率

（1）定义：肿瘤消融治疗后30d内发生的严重并发症，包括导致患者护理级别提升或住院时间延长、需要进一步住院治疗或者临床处理、致残或者死亡等。肿瘤消融治疗后30d内严重并发症发生率是指肿瘤消融治疗后30d内严重并发症发生的例次数占同期肿瘤消融治疗总例次数的比例。

（2）计算公式：

$$肿瘤消融治疗后30天内严重并发症发生率 = \frac{肿瘤消融治疗后30天内严重并发症发生的例次数}{同期肿瘤消融治疗总例次数} \times 100\%$$

（3）意义：反映肿瘤消融治疗的安全性。

六、肿瘤消融治疗后30d内死亡率

（1）定义：肿瘤消融治疗后30d内死亡（包括因不可逆疾病而自动出院的患者）患者数占同期肿瘤消融治疗患者总数的比例。患者死亡原因包括患者本身病情严重、手术、麻醉及其他任何因素。

（2）计算公式：

$$肿瘤消融治疗后30天内死亡率 = \frac{肿瘤消融治疗后30天内死亡患者数}{同期肿瘤消融治疗患者总数} \times 100\%$$

（3）意义：反映肿瘤消融治疗的安全性。

七、患者随访率（6个月、1年、2年、3年、5年）

（1）定义：肿瘤消融治疗后一定时间（6个月、1年、2年、3年、5年）内完成随访的例次数占同期肿瘤消融治疗总例次数的比例。

（2）计算公式：

$$患者随访率 = \frac{肿瘤消融治疗后一定时间内完成随访的例次数}{同期肿瘤消融治疗总例次数} \times 100\%$$

（3）意义：反映肿瘤消融治疗患者的远期疗效及管理水平。

八、患者术后生存率（6个月、1年、3年、5年）

（1）定义：肿瘤消融治疗后某一时间（6

个月、1 年、3 年、5 年）随访（失访者按未存活患者统计）尚存活的患者数占同期肿瘤消融治疗患者总数的比例。

（2）计算公式：

$$患者术后生存率 = \frac{肿瘤消融治疗后某一时间随访尚存活的患者数}{同期肿瘤消融治疗患者总数} \times 100\%$$

（3）意义：反映肿瘤消融治疗患者的远期疗效。

九、平均住院日

（1）定义：实施肿瘤消融治疗的患者出院时占用总床日数与同期肿瘤消融治疗患者出院人数之比。

（2）计算公式：

$$平均住院日 = \frac{出院时所有患者占用总床日数}{同期肿瘤消融治疗患者出院人数} \times 100\%$$

（3）意义：反映肿瘤消融治疗技术水平，是分析成本效益的重要指标之一。

注：

1. 肿瘤消融治疗指征

（1）凝血酶原活动度（PTA）> 50%。

（2）无器官功能障碍（按相应器官功能进行评价），如肝功能 Child A、B 级。

（3）体能状态评分（ECOG 方法）分级≤ 2 级。

（4）麻醉评估：病情分级≤Ⅲ级（美国麻醉医师协会病情分级标准）。

满足上述四项并符合相应肿瘤消融治疗适应证，为肿瘤消融治疗指征选择正确。

2. 临床症状有效缓解　是指肿瘤引起的临床症状经消融治疗后 24h 内得到明显缓解，如疼痛降低 2 个级别以上。

3. 肿瘤局部病灶有效控制　是指肿瘤消融治疗后 1 个月内，增强影像学检查证实肿瘤完全消融。

第四节　肿瘤消融治疗技术质量控制措施

1. 加强人员培训，严格手术准入制度。

2. 严格执行手术分级管理制度。

3. 严格掌握手术适应证。

4. 术前认真仔细评估，充分术前准备；评估患者的心肺功能能否耐受麻醉、手术；了解病灶与周围解剖结构的关系及粘连程度；评估术中出血及损伤周围组织器官的风险；评估术后深静脉血栓及肺栓塞的风险。

5. 术中术后出现皮下大量出血时，及时气管插管、颈前切开处理。

6. 术中仔细观察解剖结果避免损伤重要组织结构。

7. 制定预防深静脉血栓和肺栓塞的措施。

第五节　肿瘤消融治疗仪质量保障措施

1. 主电源电压的波动不能超过标定电压：a.c. 220V ± 10%。

2. 治疗过程中，不允许任意拨动输出选择开关，以免造成治疗机的输出异常。

3. 消融针为一次性使用耗材，严禁重复使用。

4. 消融针测试时，射频针针尖部位不能碰到测试杯底部金属，以免造成输出短路；测试用盐水请严格按照用生理盐水和医用蒸馏水 1 : 3 配比的盐水进行测试，并确认盐水流到杯子底部。

5. 主控电脑为专用设备，不可任用光盘、软盘进行文件的复制或其他操作，更不允许载入带有病毒的数据；以免造成仪器运行不正常，甚至死机。

6. 治疗前必须接上射频针启动泵检查确定射频针水路循环无漏水现象。

7. 每次加水量为 1 桶水即 400ml 左右，严禁超量；若要更换冷循环水，需将制冷系统内水先用出水桶排出；每次治疗结束，都应将制冷系统内的冷循环水用出水桶排出，出水桶和加水桶的插头严禁互换。

8. 测试电阻测试时，时间控制在 60s 内，切记不可长时间用测试电阻工作，以免因电阻表面温度升温过高而发生烫伤；测试时，治疗界面温度不会有明显上升。

9. 严禁将导线夹具放在人体或可燃物下。

10. 中性电极片的使用请严格按照中性电极片的使用步骤及方法和注意事项来执行。

11. 患者不应与接地的金属部件（如手术台、支架等）接触，为此建议使用抗静电板。

12. 应避免皮肤对皮肤的接触（如患者手臂和身体间），可衬垫一块干纱布。

13. 在对同一患者同时使用高频手术设备和生理监护仪时，所有监护电极应尽可能放在远离手术电极的地方。推荐使用具有高频电流限制器的监护系统。手术电极电缆的放置应避免与患者或其他导线接触。暂时不用的手术电极应和患者隔开安放。

14. 在正常的工作设定时，输出明显的降低或不能正常工作，可能说明中性电极接触不良或使用不当。

15. 治疗时，应避免使用易燃性麻醉药、笑气及氧气，除非将麻醉气体抽掉或使用防麻醉药设备。进行高频手术前，应该将易燃的清洁剂或粘结剂的溶剂蒸发掉。在使用设备前必须擦掉存在于患者身下或人体凹处和人体腔道内（阴道内）的易燃性液体积液。某些材料，如充满了氧气的脱脂棉、纱布在正常使用中，可能被设备正常使用产生的火花引起着火。

16. 患者使用心脏起搏器时，可能存在危险，因为对起搏器的工作可能有干扰，或起搏器遭到可疑情况，应向心内科会诊，以取得帮助。

17. 频繁开关电脑（主机）对产品造成不必要的损伤。电脑关机后，应至少等待 30s 后再开机。

第六节　肿瘤消融治疗技术护理规范

一、定义

是针状探头经皮肤在超声或 CT 引导下进入肿瘤，高频电流或微波通过该探针加热肿瘤，从而杀死癌细胞。

二、并发症

出血、感染、发热、恶心、呕吐、头痛、呼吸困难等。

三、护理措施

【术前护理】

1. 按内科一般护理常规。

2. 心理护理，完善各项检查，准备好一路浅静脉留置针。

3. 呼吸道和肠道准备，预防感冒与咳嗽，训练患者掌握屏气法和使用便器，术前 8h 禁食、禁饮，更换手术衣裤。

4. 准备好手术需要的药物与器械。

5. 术前 30min，遵医嘱使用镇静药、镇痛药。

【术中护理】

1. 协助患者摆放体位，配合医师进行皮肤消毒及局麻工作。

2. 安慰患者，做好心理护理。

3. 密切观察脉搏、呼吸、血压及有无造影剂过敏等病情变化。

4. 术毕拔针观察穿刺点有无出血，按压 3～5min 再予无菌敷料包扎。

【术后护理】

1. **体位**　平卧休息 24h，避免穿刺部位受压，心电监护 24h。

2. **病情观察**　观察穿刺部位敷料情况；生命体征意识等病情变化；有无术后并发症（发热、恶心、呕吐、疼痛、出血）。

3. **饮食**　术后清淡饮食。

4. **用药**　遵医嘱静脉抗感染、止血、营养治疗。

5. **心理护理**　鼓励患者保持乐观情绪，积极配合治疗。

肿瘤消融治疗技术护理规范流程图

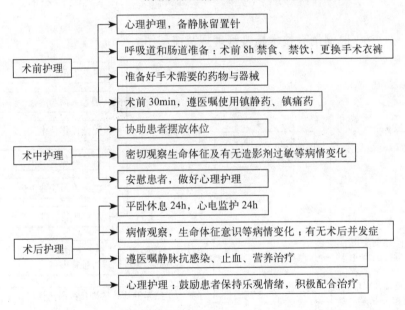

第七节　肿瘤消融治疗技术医院感染管理制度

1. 认真贯彻执行《中华人民共和国传染病防治法》《医院感染管理办法》及《医疗机构消毒技术规范》等有关规定，医院感染管理是院长的重要职责，是医院质量与安全管理工作的重要组成部分。

2. 每年至少一次讨论在贯彻医院（医院感染部分）的质量方针和落实质量目标、执行质量指标过程中存在的问题，提出改进意见与措施，并有反馈记录文件。

3. 院感科工作人员定期或不定期深入病房及重点科室，对医院的清洁、消毒灭菌与隔离、无菌操作技术、医务人员手卫生、医务人员职业卫生防护、医疗废物管理等工作进行监督指导。

4. 对医院感染及其相关危险因素进行监测、统计分析和反馈，避免漏报。分析评价监测资料，并及时向有关科室和人员反馈信息，采取有效控制措施，减少各种感染的危险因素，降低感染率，控制医院感染暴发，将院内感染率控制在10%以内。

5. 每季度一次对消毒药械和一次性使用医疗器械、器具的相关证明进行抽样审核，杜绝无证物品进入库房。

6. 经常与检验科保持联系，了解微生物学的检验结果及抗菌药物耐药等情况，进行统计分析，为临床合理应用抗菌药物提供科学依据。

7. 按照《医院感染管理办法》和消毒供应中心两规一标的要求严格执行医疗器械、器具的清洗、消毒灭菌工作技术规范。对一次性使用的医疗器械、器具进行监督管理，严禁重复使用。

8. 执行《抗菌药物临床应用指导原则》和我院抗菌药物分级使用管理等规章制度。每月对临床抗菌药物的使用进行监督管理。

9. 按照《医疗废物管理条例》《医疗卫生机构医疗废物管理办法》的规定对医疗废物的管理提供指导。制定各项规章制度及应急预案，监督执行。

10. 对医院职工进行与本职工作相关的医院感染预防和控制的培训。落实医院感染管理规章制度、工作规范和要求。

肿瘤消融技术感染管理规范流程图

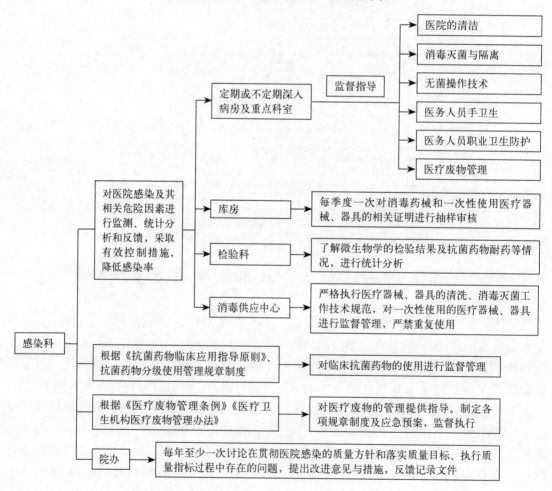

第八节　肿瘤消融治疗技术清洁消毒灭菌制度

1. 认真贯彻执行《医院感染管理办法》《医疗机构消毒技术规范》，做好医院感染管理工作，以保障人民群众的医疗安全。

2. 医务人员上班时不留长指甲，勿戴戒指、手镯，并保持手部皮肤的清洁；接触每一位患者前后、进行每一项诊疗操作前后均应洗手，或用手消液涂擦双手。必要时进行手的消毒及戴手套。

3. 保持室内空气的清新，每日开窗通风，必要时进行空气消毒。Ⅰ、Ⅱ类环境应进行空气消毒。

4. 医务人员必须遵守消毒灭菌原则，进入人体组织器官、腔隙，或接触人体破损皮肤、破损黏膜、组织的诊疗器械、器具和物品应进行灭菌；接触完整的皮肤、完整黏膜的诊疗器械、器具和物品应进行消毒。

5. 可重复使用的医疗器材和物品，统一由供应室回收、清洗、消毒或灭菌。特殊感染患者用过的医疗器械和物品，应先消毒，再清洗，再消毒或灭菌。所有的医疗器械在检修前应先经消毒或灭菌处理。

6. 患者使用的诊疗物品，一用一消毒或灭菌；一次性无菌医疗用品一次性使用，严禁重复使用。

7. 根据物品的性能选用物理或化学方法进行消毒灭菌。首选物理方法，不能使用物理方法的选用化学方法。

8. 根据情况选用消毒、灭菌剂，保持使用中的消毒、灭菌剂的有效浓度，并做好监测。更换消毒、灭菌液时，必须对所用容器进行消毒灭菌处理。

9. 使用中的氧气湿化瓶、通气导管、雾化吸入器、呼吸机管道和婴儿温箱等要一人一用一消毒，用毕终末消毒并干燥保存。湿化瓶应为灭菌水，每日更换并消毒。

10. 地面应当湿式清扫，保持清洁，当有血迹、体液等污染时，先用吸湿材料去除可见污染物，再清洁和消毒。拖洗工具应当有不同使用区域的标识，使用后应先清洗干净，在消毒剂中浸泡30min，冲净消毒液干燥备用，如有特殊污染时先消毒。

11. 各科室、各部门须认真做好日常清洁、消毒及消毒质量监测工作，各项指标须达到《医院机构消毒技术规范》的要求。

12. 主管部门应每季度对消毒工作进行检查与监测，发现问题及时纠正，总结分析反馈。

13. 每年对医务人员及消毒灭菌工作人员进行相关法律法规、消毒灭菌原则等相关知识的培训。

14. 医务人员应掌握消毒与灭菌的基本知识和职业防护技能。

肿瘤消融术消毒规范流程图

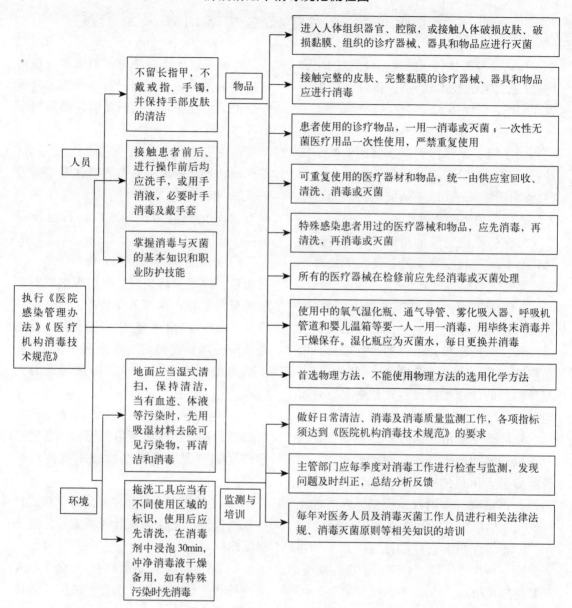

进入人体组织器官、腔隙，或接触人体破损皮肤、破损黏膜、组织的诊疗器械、器具和物品应进行灭菌

接触完整的皮肤、完整黏膜的诊疗器械、器具和物品应进行消毒

患者使用的诊疗物品，一用一消毒或灭菌；一次性无菌医疗用品一次性使用，严禁重复使用

可重复使用的医疗器材和物品，统一由供应室回收、清洗、消毒或灭菌

特殊感染患者用过的医疗器械和物品，应先消毒，再清洗，再消毒或灭菌

所有的医疗器械在检修前应先经消毒或灭菌处理

使用中的氧气湿化瓶、通气导管、雾化吸入器、呼吸机管道和婴儿温箱等要一人一用一消毒，用毕终末消毒并干燥保存。湿化瓶应为灭菌水，每日更换并消毒

首选物理方法，不能使用物理方法的选用化学方法

做好日常清洁、消毒及消毒质量监测工作，各项指标须达到《医院机构消毒技术规范》的要求

主管部门应每季度对消毒工作进行检查与监测，发现问题及时纠正，总结分析反馈

每年对医务人员及消毒灭菌工作人员进行相关法律法规、消毒灭菌原则等相关知识的培训

物品

不留长指甲，不戴戒指、手镯，并保持手部皮肤的清洁

接触患者前后、进行操作前后均应洗手，或用手消液，必要时手消及戴手套

掌握消毒与灭菌的基本知识和职业防护技能

人员

执行《医院感染管理办法》《医疗机构消毒技术规范》

地面应当湿式清扫，保持清洁，当有血迹、体液等污染时，先用吸湿材料去除可见污染物，再清洁和消毒

拖洗工具应当有不同使用区域的标识，使用后应先清洗，在消毒剂中浸泡30min，冲净消毒液干燥备用，如有特殊污染时先消毒

环境

监测与培训

第九节　肿瘤消融治疗技术风险防范预案

与防范其他所有医疗风险一样，对于肿瘤消融治疗技术潜在风险防范也应该是一种有效的、可操作的质量管理模式。针对上述肿瘤消融治疗各种潜在的医疗风险及其原因，我们认为，防范风险的核心在于提高肿瘤消融治疗的质量，这是一个永恒的主题，围绕提高肿瘤消融治疗手术质量，我们必须从管理体制、医疗规章制度、医护人员基础培训等源头寻找缺陷并加以改进，加强医患沟通、正确选择适应证、提高医师肿瘤消融治疗手术操作水平及强化设备器械管理，是肿瘤消融治疗医疗风

险防范成功的重要保证。

1. 围术期与患者的充分沟通，良好的医患交流沟通对于患者的心理、身体状况评估和治疗预后非常重要。医患沟通的基础有以下几点：耐心地倾听、扎实的专业知识及和谐的医患关系。医师对患者的所有相关信息都要谨慎对待，要想使医患沟通充分有效，必须是患者感觉到他对于自身问题能够充分知情并参与到针对自己治疗方案的讨论中。

2. 加强肿瘤消融治疗技术的培训，夯实基础，不断学习，必须实行严格的准入制度、督导制度和规范化的培训制度。

3. 严格管理肿瘤消融治疗相关手术器械与设备，并且保证设备、器械的良好工作状态。

4. 严格掌握综合手术指征，术前充分评估患者的状态，排除手术禁忌证。

第十节　肿瘤消融治疗技术应急预案

1. 造影时患者出现造影剂过敏情况预案，根据患者症状启动过敏抢救预案。

2. 患者出现疼痛，观察其承受程度增加或更换镇痛药物。

3. 患者出现胆心反射致血压下降、心率减低，首先选择阿托品 0.5mg 静脉滴注，无效时加量，或选择多巴胺或肾上腺素进行应对，剂量根据其危重程度选定，与临床医师共同讨论后再行用药。

4. 出现血压过高，先行降压治疗后再行消融治疗。

5. 患者出现大出血，观察患者消融部位出血量及程度，选择止血药物并进行补液，对出血部位进行消融止血。

6. 出现气胸，可发生在术中或术后一段时间内，少量气胸可不予处置，中至大量气胸可胸穿抽气或放置胸腔闭式引流装置，2～3d 后多可吸收。

7. 以上情况若不可预料，患者病情不见好转或持续加重，联系急诊科或重症医师进行处理，必要时转科、抢救。

第十一节　肿瘤消融技术治疗流程

1. 首先了解患者病情，对肿瘤性质、部位及全身状况进行评估，选择手术方式情况，包括与外科手术进行对比，评估射频消融是否具有治疗优势。

2. 对患者全身情况进行评估，包括患者病历中检查单（血常规、凝血系列、免疫系列、心电图、血压等）进行分析，对患者肝、肾及心肺功能情况评估，体内是否有植入物，包括支架、起搏器等。

3. 与临床医师针对患者病情进行讨论，针对射频消融与外科手术进行对比，评估其可行性。

4. 选择消融手术后，针对患者病情，科室介入组进行讨论，是否有穿刺途径、风险性及疗效进行预判，制订手术方案。

5. 针对患者病情与患者及家属进行签字谈话，了解治疗的目的及疗效程度，穿刺治疗的风险性谈话并签署治疗同意书。

6. 针对患者病变的部位、性质选择消融治疗电极的型号，检验射频治疗仪是否能正常工作。

7. 通知临床科室患者准备及手术所带

用药，预约好治疗时间，并嘱临床医师陪同治疗。

8. 患者治疗前准备工作（包括签署超声造影或 CT 增强造影同意书，心电及血压监护等）就绪，对其治疗可行性再次进行评估。

9. 行超声造影或增强 CT 后对病变血流情况评估，是否有遗漏病灶，是否改变治疗方案，与患者及临床医师再次沟通。

10. 治疗过程中，分工明确，由四人完成治疗工作，术者选择穿刺目标及路径，选择消融剂量强度，助手与护士完成消毒及准备工作，护士操作设备进行剂量强度调节，为患者进行造影等输液通路建立准备工作，另一助手完成检查报告及治疗过程中进行巡台等。

11. 开始治疗后消融的步骤及方法，选择麻醉方式（全麻／局麻＋镇痛药），一般采用由远及近原则消融，避免汽化影响视野观察，注意布针的方法及强度，使得肿瘤消融完全。

12. 术中观察患者情况及心电监护数据，做好记录。

13. 术中注意保护患者消融部位周边脏器，避免出现副损伤。

14. 治疗完成后对患者再次进行造影检查评估消融是否完全，是否需要补充消融。

15. 治疗结束后观察 10 ～ 20min，对患者进行检查并对其全身情况进行评估。

16. 确保患者平稳后，由临床医师陪同返回病房。

17. 嘱临床 24h 内监测患者生命体征情况，必要时复查彩超或 CT。

18. 术后嘱临床医师及患者一个月复查超声造影或增强 CT 评估病灶活性情况。

第十二节　肿瘤消融治疗技术随访管理制度

1. 随访范围　出院后需院外继续治疗、康复、定期复诊的患者。

2. 责任人与职责　以"谁主管、谁负责"为原则，设主管医师为第一责任人，负责随访工作。科主任对住院医师的患者随访情况每月至少检查一次，对没有按要求进行随访的医务人员进行督促整改。

3. 随访时间　根据患者病情和治疗需要而定，治疗用药不良反应较大、病情复杂和危重的患者出院后应随时随访，一般需长期治疗的慢性病患者或疾病恢复慢的患者出院 2 ～ 4 周应随访一次，此后据病情需要进行随访。

4. 随访方式

（1）电话随访：主管医师对所管患者进行适时的电话随访。

（2）咨询服务：需将科室电话、医院预诊电话或总值班电话、特殊情况特殊患者可将主管医师或科室主任电话告知患方，以便患者咨询。

（3）书信随访。

（4）预约诊疗：主管医师根据病情需要，采取预约方式，对所管出院患者进行定期或不定期的诊疗及指导；主管医师不在时科室主任可指定其他医师进行诊疗及指导。

5. 随访的内容

（1）了解患者出院后的治疗效果、病情变化和恢复情况，指导如何用药、如何康复、何时回院复诊等医疗信息。

（2）了解患者住院期间，对就医环境、医护人员服务态度、医疗效果满意度等服务信息。

（3）听取患者意见或建议。

6.随访注意事项

（1）随访医师或被咨询医务人员应仔细听取患者或家属意见，诚恳接受批评，采纳合理化建议，做好随访记录。

（2）随访中，对患者的询问、意见，如不能当即答复，应告知相关科室的电话号码或帮忙预约专家。

（3）随访后对患者再次提出的意见、要求、建议、投诉，及时逐条整理综合，与相关部门进行反馈，并有处理意见和处理结果。

（4）若患者已死亡则向其亲属了解死亡的时间和死亡原因，结束随访。

（5）要建立出院患者随访信息登记电子档案，内容应包括患者姓名、性别、年龄、病历号、职业、科室、经管医师、入出院日期、入院诊断、出院诊断、联系电话、家庭详细地址等内容，由患者本次住院期间的经管医师负责填写。

随访管理流程图

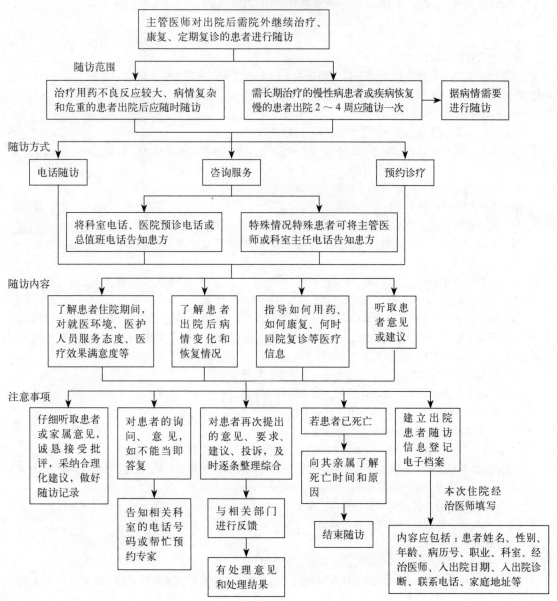

第十三节 肿瘤消融治疗技术《知情同意书》

例：

××医院肿瘤消融治疗知情同意书

姓名：　　　性别：　　年龄：　　岁　　　　住院号：　　　　科室：

1. 疾病诊断：
2. 拟行医疗方案
　　□微波消融　　□射频消融　　□冷冻消融　　□化学消融
3. 替代医疗方案

4. 拟行医疗方案的目的

消融治疗是在现代影像学导向下运用物理或化学方法直接灭活肿瘤的微创治疗手段，具有创伤小、疗效确切、恢复快、并发症发生率相对较低等优势。

根治性治疗：完全灭活肿瘤。

姑息治疗：缩小肿瘤，改善患者生活质量，延长生存期。

综合治疗：在全身治疗（化学治疗、分子靶向治疗、生物治疗）外科手术、放射治疗等基础上，联合消融治疗达到根治或姑息治疗等目的。

5. 麻醉方式：□静脉麻醉 □局部麻醉 □硬膜外麻醉 □其他

6. 拟行医疗方案的常见并发症及风险

（1）麻醉药物过敏，严重时出现休克；如术中行增强检查，可有造影剂过敏。

（2）消融通道所经组织或脏器（如空腔脏器、脾等）的损伤或出血：消融术中肿瘤破裂或血管损伤出现出血，甚至失血性休克。

（3）消融术中出现血压升高、心律失常、胆心反射、心搏骤停；严重心律失常（如心动过缓、室性心动过速、心室颤动、心室停搏）、急性心衰、急性心肌梗死、休克。

（4）胸部肿瘤、腹部肿瘤消融术中或术后出现咳嗽、咯血、气胸、血胸、血气胸、胸腔积液、心包积液。

（5）消融部位邻近组织器官灼伤穿孔，如膈肌穿孔、胆管支气管瘘、胆囊穿孔、胃肠道穿孔；膀胱、输尿管等器官损伤；急腹症或腹膜炎等，需要外科处理。

（6）消融局部皮肤或皮下组织灼伤或冻伤、感染、坏死、溃烂。

（7）消融部位神经损伤导致肢体感觉、运动等功能障碍，严重时肢体瘫痪。

（8）盆腔部位肿瘤消融可能导致排便障碍、性功能障碍等。

（9）冷冻消融过程中出现寒战，甚至休克。

（10）化学消融剂过敏反应、低血压休克，消融剂渗漏导致组织器官损伤。

（11）当患者术中需要血管造影帮助辨认相关血管时可能出现造影剂过敏反应，严重者可能出现休克。

（12）消融后应激反应产生的相关并发症，如应激性溃疡、出血等。

（13）消融治疗后患者出现发热、疼痛、感染。

（14）消融治疗后大量肿瘤组织坏死崩解可导致肝肾功能损害，甚至衰竭。

（15）消融针道转移。

（16）肿瘤对消融治疗不敏感或消融不彻底，肿瘤残留或进展。

（17）除上述情况外，本医疗措施尚有可能发生的其他并发症或者需要提前请患者及家属特别注意的

其他事项，如_____

一旦发生上述风险和意外，医师会采取积极应对措施。

有高血压、心脏病、糖尿病、肝肾功能不全、静脉血栓等疾病或者有吸烟史，以上这些风险可能会加大，或者在术中或术后出现相关的病情加重或心脑血管意外，甚至死亡。

患者知情选择：
● 我的医师已经告知我将要进行的手术方式、此次手术及术后可能发生的并发症和风险、可能存在的其他治疗方法并且解答了我关于此次手术的相关问题。
● 我同意在手术中医师可以根据我的病情对预定的手术方式做出调整。
● 我并未得到手术百分之百成功的许诺。
● 我授权医师对手术切除的病变器官、组织或标本进行处置，包括病理学检查、细胞学检查和医疗废物处理等。
● 我的医师已告知我手术中将使用的器材或器械有些医保报销部分或不报销，如：_____
_____
治疗意见签字_____
患者签名_____　　　　　　　　签名日期　_____年___月___日
患者授权家属签名_____　与患者关系_____　签名日期　_____年___月___日

医师陈述：
我已经告知患者将要进行的手术方式、此次手术及术后可能发生的并发症和风险、可能存在的其他治疗方法，并且解答了患者关于此次手术的相关问题。
医师签名_____　　　　　　　　签名日期　_____年___月___日

第十四节　肿瘤消融治疗技术临床应用

一、肿瘤消融技术分类

肿瘤消融（tumor ablation）属于非血管性介入治疗，是直接将化学物质或能量作用于肿瘤病灶，以根除或实质性毁损肿瘤的局部疗法：包括化学消融（chemical ablation）和能量消融（energy-based ablation）。前者主要利用无水乙醇、乙酸等毁损肿瘤，后者包括通过热或冷效应灭活肿瘤的射频消融（radiofrequency ablation，RFA）、微波消融（microwave ablation，MWA）、冷冻消融（cryoablation，Cryo-A）、激光消融（laser ablation，LA）、超声消融（ultrasound ablation）和通过非热效应灭活肿瘤的不可逆电穿孔（irreversible electroporation，IRE）。

1. 射频消融（RFA）　射频消融于 20 世纪 90 年代迅速兴起，通过射频电极针在肿瘤靶区产生高频交变电流，肿瘤内的正负离子在交变电场中高速振动、摩擦产热，局部高温使肿瘤发生变性、凝固、坏死。RFA 常用温度 90～110℃，射频电极针有单极和双极两类。RFA 是我国最早开展的热消融技术，用于治疗小肝癌，疗效堪比手术切除，也用于其他良恶性实体肿瘤。目前已成为早期肝癌、早期非小细胞等恶性肿瘤及甲状腺良性肿瘤的首选疗法之一。

2. 微波消融（MWA）　常用频率 915MHz 或 2450MHz 的电磁波产生电场并主要通

过靶区水分子、蛋白质分子等极性分子高速振动、摩擦碰撞产生高热毁损肿瘤。与RFA相比具有不受电流传导影响，升温速度快，受组织炭化及热沉降效应影响小，消融范围大、消融时间短，无须接地负极板等优点。20世纪70年代，微波技术主要用于外科术中止血和组织切割，其后也用于开腹或腔镜下治疗肝肿瘤。我国在20世纪90年代用于临床肿瘤消融的微波天线问世，但仍有很多不足；2003年第二代微波天线真正实现穿刺系统、辐射系统与水冷循环系统的有机融合，针尖由硬质材料制成，无须引导针、可直接穿刺，能承受较大功率输出，消融范围较前增大，在临床广泛应用，但消融区仍为椭圆形，目前最新起的微波天线已可产生圆形消融区。我国在良、恶性实体肿瘤MWA治疗方面已达到国际领先水平，实施方式也由单纯影像引导扩展到开放术中、腹腔镜下等多种手段相结合。

3. 冷冻消融　早期的冷媒主要是液氮，多用于开放手术中直接倾倒至病变表面治疗浅表肿瘤，目前已可通过冷冻探针对深部肿瘤进行治疗，消融结束可通过升温行针道热消融降低出血风险。1999年，以氩气作冷媒、氦气作热媒的冷冻技术进入中国，广泛用于治疗肝癌、肺癌、骨癌、乳腺癌、前列腺癌等并取得了良好效果；但无法行针道热消融，撤针后出血风险相对较高，应用套管针技术，在撤出探针的同时应用止血纱填塞外套管可有效降低出血风险。冷冻消融术中患者痛感轻，可局麻实施并可用于癌痛治疗，对于靠近肝包膜、胸膜及骨恶性肿瘤具有优势。此外，术中需应用保温毯预防冷休克。

4. 激光消融　曾用名包括"激光热消融术""激光凝固治疗""激光间质治疗""激光凝固术""激光间质热消融""激光间质热疗""激光热疗"等，是指采用纤细、可弯曲的光导纤维（直径0.3～0.6mm）或特殊设计的内部水冷光纤在影像引导下插入肿瘤组织，组织吸收激光后通过热效应、压强效应、光化学效应及电磁效应产生热量，使肿瘤凝固、汽化进而达到杀灭肿瘤的目的。激光具有组织穿透力强，不易被水吸收、功率可调、操作灵活、简便和能量分布均匀的优点。目前，激光消融已成为治疗无法手术切除肿瘤的微创治疗方法之一。已有大量基础实验及临床研究证实，激光消融肿瘤可行、有效、安全，其临床应用范围日益扩大。

5. 超声消融　也称作高强度聚焦超声（HIFU），将能量密度相对变低的声束汇聚至体内肿瘤靶区并转化为热能，使肿瘤局部产生瞬间高温，并通过空化效应、声化学效应等复合效应造成肿瘤组织凝固性坏死，而超声所透的上层组织及瘤旁正常组织无明显损伤。我国首先建立HIFU治疗肿瘤的理论体系，并在设备研发、基础研究、临床应用方面居世界前列。1999年HIFU成功治疗实体肿瘤，目前主要用于治疗子宫肌瘤。也用于治疗胰腺癌、骨及软组织肉瘤等恶性肿瘤。

6. 不可逆电穿孔　将高压电场以微脉冲的形式传递到肿瘤细胞，改变细胞跨膜电势；造成脂质双分子层细胞膜上纳米级孔隙，增加细胞膜通透性，造成靶区肿瘤细胞不可逆电穿孔，最终导致肿瘤死亡，面对治疗区内血管、胆管、胰腺、神经等组织影响较小，一般仅为可恢复性损伤。利用心电门控技术确保消融瞬间高压落在心脏电生理活动的绝对不应期，降低心律失常诱发概率。IRE技术也存在一定缺陷：

难以彻底消融 4cm 以上病灶；须全麻且完全肌松状态下进行；无法用于心、肺功能不良及心律失常及心脏起搏器植入的患者；探针周围仍可产生不同程度热损伤。2015年，CFDA 批准 IRE 用于恶性实体肿瘤，适用于邻近大血管、肝门区、胆囊、胆管、输尿管的肿瘤，对胰腺癌的治疗具有特别价值。IRE 作为最新的消融技术，价格昂贵，目前国内只有少数几家医院开展，多用于热消融风险较高或无法完成的特殊部位肿瘤。

7. 化学消融　始于 20 世纪 70—80 年代，是我国最先开展的肿瘤消融技术。尤以无水乙醇消融应用最多。无水乙醇消融最早用于小肝癌，后逐渐用于肺癌、骨癌、甲状腺肿瘤及淋巴结转移瘤等；对不适合手术切除的小肝癌取得了与手术切除相同的疗效，对于中、大肝癌联合肝动脉导管化疗栓塞（TACE）也取得了较好效果。该技术操作简单、费用低，在我国肿瘤消融开展之初发挥了不可替代的作用，但因无水乙醇弥散不均且可控性差，往往需反复多次治疗，尤其对大肿瘤较难实现完全消融。目前化学消融已非肿瘤消融的主要方法，但可作为热消融的有益补充，用于邻近空腔脏器肿瘤及多发淋巴结转移瘤等。

二、甲状腺肿瘤消融治疗

1. 适应证　目前认为，对于无症状的甲状腺良性结节可定期随访，不需要治疗，但符合以下条件可进行消融治疗。

（1）患者存在主观症状（颈部不适或疼痛，呼吸、吞咽困难等）或者结节较大影响美观，手术风险大或拒绝手术。

（2）对于失去再次手术、放疗或化疗机会的晚期甲状腺复发肿瘤患者，可以通

过消融毁损病灶达到减瘤目的，从而改善患者生活质量，延长生存期。

2. 禁忌证

（1）对于有严重出血倾向、结节位置深、穿刺不易到达或穿刺部位难免损伤邻近脏器及大血管、合并有严重疾病者应禁忌穿刺消融治疗。

（2）乙醇过敏者禁行无水乙醇化学消融治疗。

3. 术前检查和准备

（1）设备和材料：射频消融治疗仪、射频电极针、穿刺架或定位导航系统、引导针（CT 或 MRI 引导用）等。保证影像引导设备及射频消融治疗仪处于正常工作状态。全麻需配备呼吸机及相关设备。

（2）常规检查：患者需在治疗前常规检查凝血功能，三大常规，甲状腺功能、甲状腺自身抗体及相关肿瘤标志物，血型检查和术前筛查，心电图、X 线胸片等检查。

（3）影像检查：2 周内甲状腺超声（有条件者可行超声造影）、增强 CT 或增强 MRI 检查，明确病灶位置、大小、数目、形状，与大血管及周围脏器的关系，指导进针路径。推荐术前至少进行增强 CT 或增强 MRI 一项检查。

（4）病理检查：为明确诊断，术前行病灶穿刺活检病理检查。

（5）制订消融方案：根据患者病情和医院条件确定适宜的引导方式、消融治疗手段，确定穿刺点、进针路径及布针方案。

（6）药品准备：术前应准备麻醉、镇静、镇痛、止吐、止血等药物，急救设备和药品。

（7）患者准备：①患者及家属（被委托人）签署手术知情同意书；②局部麻醉前 4h 禁饮食，如需全身麻醉，则麻醉前 12h 禁食、前 4h 禁水；③手术区常规备皮；

④建立静脉通道。

4. 术后处理 术后用无菌纱布覆盖穿刺部位，24h 心电监护，如有必要可延长监护时间。术后常规禁食 4h。邻近食管的肿瘤消融治疗后应根据情况适当延长禁食时间。术后 3d 内进行甲状腺功能等常规检查。

5. 常见并发症及其防治

（1）颈部灼热感及疼痛：这是最常见的并发症，有时会放射至头、牙齿、双肩和胸部。一般于术中出现，降低功率或终止治疗即刻缓解，一般不需镇痛药。

（2）发热：术后 24～36h 多自行恢复。

（3）出血及血肿：严重的出血可致患者窒息，血肿可致患者呼吸、吞咽困难；因此，术中活检针及消融治疗应避开较大血管穿刺或消融，如病灶邻近血管无法避开时，可采取在肿块与血管之间注射盐水形成"液体隔离带"的办法保护血管。

（4）皮肤轻度烧伤：对症处理即可，多于 2 周内愈合。

（5）暂时性甲状腺功能亢进：多于 6 周内缓解。

（6）食管损伤：可采用"液体隔离带法"保护食管。

（7）喉上神经及喉返神经损伤：是消融治疗的严重并发症，发生率低于 4%。可制造"液体隔离带"予以保护。

三、CT 引导肺部恶性肿瘤热消融治疗

1. 适应证 射频消融治疗肺部肿瘤的主要适应证：①因高龄、心肺功能差不能耐受手术、拒绝手术的周围型肺癌；②拒绝手术或手术无法切除的中央型肺癌；③肺部转移瘤，数目一般＜5 个；④合并纵隔淋巴结转移或纵隔型肺癌，有穿刺路径者。国外文献报道，射频消融治疗肺部肿瘤的适应证锁定在早期 NSCLC 和肺转移瘤，但鉴于国内实际情况和伦理学情况愿意接受消融治疗的肺癌患者更多属于中晚期。

2. 禁忌证

（1）颅内转移瘤，有颅内高压或不同程度的意识障碍。

（2）两肺病灶弥漫或广泛肺外转移的患者。

（3）精神障碍及拒绝合作者。

（4）严重心、肺功能不全。

（5）内科治疗无法纠正的凝血功能障碍。

（6）严重的阻塞性肺疾病或慢性间质性肺疾病，有低氧血症和（或）高二氧化碳血症等。

（7）中等量以上的咯血或咳嗽无法控制者。

（8）胸膜广泛转移者。

（9）中等量以上的胸腔积液或心包积液。

（10）活动性肺部感染或严重的全身感染、败血症、脓毒血症未控制者。

（11）患者已处于疾病终末期，估计生存期＜3 个月。

（12）ECOG 体力状况评分＞2 级。

（13）心脏起搏器植入者、金属物植入者，如行 RFA，则须选择双极射频电极针；也可行 MWA、冷冻消融或化学消融。

3. 术前检查与准备

（1）术前检查

①常规检查：患者需在 2 周内接受三大常规，肝、肾功能，凝血功能，血型检查和感染筛查。

②功能检查：心电图等检查，必要时

查超声心动图及肺功能等。

③影像检查：患者需在2周内行胸部增强CT检查，明确肿瘤位置、大小、数目、形状，与心脏、大血管的关系，指导进针路径，也可行PET-CT检查或全身骨扫描、头部CT/MRI检查，除外转移。

④病理检查：为明确诊断，建议行病灶穿刺活检、支气管镜病理检查。

（2）手术设备及器械准备

①射频消融治疗仪、射频电极针、穿刺架或定位导航系统、引导针（CT或MRI引导用）等。

②保证影像引导设备及射频消融治疗仪处于正常工作状态。

③MRI引导时，需使用磁兼容设备及耗材。

（3）手术室配备与急救物品准备

①手术室配备吸氧、吸痰装置，备有简易呼吸器、胸腔闭式引流包等；全身麻醉需配备呼吸机及相关设备。

②急救药品准备，如麻醉、镇静、镇痛、止吐、止血等药物。

（4）患者准备

①签署手术知情同意书。

②局部麻醉前3h禁饮食，全身麻醉前12h禁食、4h禁水。

③建立静脉通道。

④术前可酌情使用镇静药及抗胆碱药。

⑤吸氧、心电监护。

（5）制订消融治疗方案：根据患者病情和医院条件确定适宜的引导方式、射频电极针类型及型号，确定穿刺点、进针路径及布针方案。

4. 手术操作步骤

（1）患者体位：根据病变部位采取不同的体位。最短距离穿刺是肺部病灶穿刺的基本原则，尽可能采用舒适体位，如仰卧位或俯卧位、侧卧位。

（2）穿刺方案

①根据术前影像学资料初步确定皮肤穿刺点。

②预穿刺点皮肤放置金属标记，CT扫描，调整和确定实际穿刺点位置，穿刺点应位于肋间隙中下1/3区域。

③穿刺路径遵循最短距离原则，避开肋骨、大血管、叶间裂、肺大疱等。

④可行CT三维重建，获得穿刺平面并测量穿刺深度、角度。

（3）消毒与麻醉

①皮肤消毒、铺巾。

②穿刺点处1%利多卡因5～15ml局部浸润麻醉，从皮内到皮下，直至胸膜。

③可采用局麻联合静脉镇静、镇痛；也可采用全身麻醉或硬膜外麻醉；全麻时可避免术中因患者剧烈咳嗽而导致气胸的发生。

（4）穿刺

①穿刺前先破皮。

②射频电极针于肋间隙中下1/3区域避开肋骨、大血管、叶间裂、肺大疱穿刺，穿刺时应由浅入深、分步进针、力求精准，尽量减少穿刺次数以降低肺内出血及气胸风险。

③如电极针已进入病灶又需拔出调整位置时，应按照针道消融标准消融针道后再行调整，防止沿针道种植转移。

（5）消融治疗

①复核针尖及活性端位置：射频电极针到达病灶靶区后行CT扫描确认位置正确后方可进行消融治疗，根据肿瘤的大小和三维形状，确定是否应行多点叠加消融。

②参数设定：射频治疗仪的主要参数包括功率（W）、时间（分钟）和温度（℃）。消融时间与病灶大小等相关，一般

为 10～30min；每次消融前均须行 CT 扫描，确认射频电极针活性端位置正确。功率与治疗时间需依病灶大小和设备性能而定。

（6）撤针与针道消融：消融治疗结束后行针道消融。目的是降低肺内出血及针道转移风险，在接近胸膜时停止消融，以降低气胸风险。

（7）术后即刻 CT 复查：平扫 CT 可初步评价有无气胸、肺内出血或胸腔积液等并发症，消融靶区增强 CT 扫描可准确评价病灶消融情况，如有残余可予补充消融，故建议术后即刻行消融区增强 CT 扫描。

5. 术中及术后处理

（1）术中处理

①胸痛：对症镇痛（吗啡、哌替啶等）。

②咯血：止血药。

③咳嗽：予以镇静处理，可口服可待因；如采用单极多尖端伸展型射频电极针，还可经注射孔注入适量 1% 利多卡因可起到镇咳作用；咳嗽严重需停止治疗。

④心率增快或减慢：可将治疗温度及功率适当降低，待心率平稳后再恢复治疗，必要时须停止治疗并给予药物处理（心率快可给予 β 受体阻滞药；心率减慢明显时可给予抗胆碱药，前列腺肥大禁用，可应用肾上腺素）。

⑤心律失常：须停止治疗，如心律未能复常，可应用抗心律失常药，如胺碘酮等。

⑥气胸：中至大量气胸，可穿刺抽气或留置胸腔闭式引流管。

（2）术后处理

①吸氧、心电监护。

②预防性应用止血药，必要时应用抗生素。

③术后 24h 内复查 X 线胸片，必要时行头颅 CT 扫描，除外有无气胸等并发症。

6. 术中及术后常见并发症及其防治

（1）气胸：为术中及术后发生率最高的并发症，国内气胸发生率为 11.1%～50%，总发生率 32%，10% 左右需要置管。高龄、肺气肿、肺组织顺应性差者更易发生，可发生在术中或术后一段时间内。少量气胸可不予处置，中至大量气胸可胸穿抽气或放置胸腔闭式引流装置，2～3d 后多可吸收。

（2）肺内出血与咯血：少量肺内出血可无症状，由射频电极针穿刺损伤血管所致。多为自限性，必要时可应用止血药，并注意针道消融。一定量的肺内出血表现为咯血，如果大量咯血要防止发生窒息。术中咯血发生率低于 1%，消融本身具有止血作用，应注意针道消融；术后 2/3 患者可出现血痰，给予止血对症治疗。

（3）咳嗽：术中咳嗽主要为温度增高刺激肺泡、支气管或胸膜所致。剧烈咳嗽应中止治疗，可应用可待因镇咳并增加镇静药剂量，术后咳嗽可能为消融后肿瘤组织坏死及其周围肺组织的炎症反应所致，可适当给予镇咳治疗。

（4）胸腔积液：与胸膜受刺激有关，多数患者治疗后都有少至中等量的胸腔积液，多可自行吸收，10% 左右需要行胸腔引流。

（5）肺部感染：多发生于年龄大、体质差、伴有慢性支气管炎、慢性间质性肺疾病的患者，为预防肺部感染，建议术后适当使用抗生素。

（6）皮肤烫伤：多由回路电极与皮肤接触不良引起。贴回路电极时应注意贴于大腿肌肉发达、皮肤平坦的部位，术前对预粘贴负极板部位皮肤进行备皮。

（7）少见并发症：包括空洞形成、感染、血管损伤、支气管胸膜瘘、肺水肿、肺栓塞、肿瘤种植转移等。

（8）胸痛：由胸膜炎性反应、渗出、邻近胸膜肺组织炎性反应所致。当胸膜或肋间神经受炎症累及时疼痛较为明显；当肿瘤靠近胸壁可因壁层胸膜受刺激而疼痛明显，可于术中给予镇痛治疗或行全麻下治疗。对术后出现的胸痛应查明原因。

（9）发热：术后 2/3 患者可出现发热，为肿瘤坏死吸收热及肿瘤周围组织出现的炎性反应所致，大多为低热，体温一般不超过 38℃，3 ~ 5d 后体温多可降至正常。多采用物理降温，必要时给予退热药物治疗。如血象升高或血培养阳性可应用抗生素。

四、乳腺肿瘤的消融治疗

1. 适应证　目前一般 HIFU 多用于治疗直径 < 5cm 的肿瘤，而其他消融治疗方法多用于治疗直径 < 3cm 的肿瘤。

2. 引导方式　超声是目前国内外应用最广泛的引导技术，但其成像分辨率不高，易受骨骼、气体和伪影等多种因素的影响。CT 引导方便、快捷，图像清晰，但存在电离辐射危害。MRI 不仅分辨率高，还可实时监测消融靶区温度的动态变化，准确反映消融效果，这对微创消融治疗技术来说非常重要。但 MRI 对消融设备的兼容性及环境要求较高，使其应用受限。

3. 疗效评价　增强 MRI 被认为是最理想的消融治疗影像学终点检测指标，但亦有学者提出由于消融后靶区组织周边出现的充血带与残余肿瘤在成像上难以区分，为准确评价是否存在残留肿瘤，应在消融治疗 7d 后进行动态增强 MRI 检查。为进一步证实消融效果，还可对消融后取出的肿瘤组织进行病理学检查。

4. 不良反应和并发症　在各种消融过程中，多数患者耐受性良好，无明显不适，部分患者可能出现乳房肿胀、局部灼热沉重感和乳房疼痛，还有极少数出现腹部和肩部疼痛，一般给予药物镇痛即可明显缓解，消融后数天上述症状自行消失。并发症中最常见的是皮肤灼伤或冻伤，多与肿瘤靠近皮肤或消融时间过长有关。

五、肝肿瘤消融治疗

本节所述肝肿瘤消融的适应证、禁忌证、术前准备、操作步骤、术中及术后注意事项、并发症防治及疗效评价与随访的一般原则基本适用于 RFA、MWA、冷冻消融、化学消融、激光消融等各种局部消融治疗方法（不同消融治疗方法准备相应的消融治疗仪及耗材，不同消融治疗方法可产生一些独有的并发症，如冷冻消融可能出现冷休克及穿刺点皮肤冻伤并发症），在以后各节内不再赘述。

1. 适应证

（1）原发性肝癌：不适合手术切除的直径 ≤ 5cm 单发肿瘤，或最大直径 ≤ 3cm 的多发（≤ 3 个）肿瘤，无血管、胆管和邻近器官侵犯及远处转移；不适合手术切除的直径 > 5cm 单发肿瘤，或最大直径 > 3cm 的多发肿瘤，消融治疗可作为根治或姑息性综合治疗的一部分，推荐消融治疗前联合 TACE 或 TAE；消融治疗还可用于肝移植前控制肿瘤生长及移植后肝内复发、转移的治疗。

（2）肝转移癌：如果肝外原发病变能够得到有效治疗，可进行肝转移癌消融治疗。消融治疗中，对肿瘤大小及数目的规定尚无共识。在多数临床试验中，将肿瘤最大直径 ≤ 5cm、数目 ≤ 5 个作为治疗指征。

（3）肝血管瘤：有临床症状，肿瘤直径 > 5cm，增大趋势明显，RFA 或 MWA 可作为治疗方法。

2. 禁忌证

(1) 弥漫性病变。

(2) 合并肝外血管、胆管癌栓。

(3) 肿瘤侵犯空腔脏器。

(4) 肝功能 Child C 级。

(5) 不可纠正的凝血功能障碍。

(6) 患者处于急性感染状态,尤其是胆系感染。

(7) 心、肺、肝、肾等重要脏器功能衰竭。

(8) ECOG 体力状态评分 > 2 级。

(9) 妊娠期患者。

3. 术前准备

(1) 设备和材料:消融治疗仪及相应消融治疗极、穿刺架或定位导航系统、引导针(CT 或 MRI 引导用)等。保证影像引导设备及消融治疗仪处于正常工作状态。MRI 引导时,需使用磁兼容设备及耗材。全身麻醉需配备呼吸机及相关设备。

(2) 常规检查:患者需在 2 周内接受血、尿、粪便常规,肝、肾功能,凝血功能,肿瘤标志物,血型检查和感染筛查,心电图、X 线胸片等检查。

(3) 影像检查:患者需在 2 周内行肝超声(有条件者可行超声造影)、增强 CT 或增强 MRI 检查,也可行 PET-CT 检查,观察肿瘤位置、大小、数目、形状,与大血管、胆管及周围脏器的关系,指导进针路径。推荐术前至少进行增强 CT 或增强 MRI 一项检查。

(4) 病理检查:为明确诊断,建议行病灶穿刺活检病理检查。

(5) 制订消融方案:根据患者病情和医院条件选择适宜的引导方式、消融治疗仪及消融治疗极,确定穿刺点、进针路径及布针方案。

(6) 药品准备:术前应准备麻醉、镇静、镇痛、止吐、止血等药物,急救设备和药品。

(7) 患者准备:①患者及家属(被委托人)签署手术知情同意书;②局部麻醉前 4h 禁饮食,全身麻醉前 12h 禁食、前 4h 禁水;③手术区常规备皮;④建立静脉通道。

4. 操作步骤

(1) 麻醉:可采用穿刺点局部麻醉联合术中静脉镇静、镇痛。这种麻醉方法的优点是操作简单、风险小,术中患者配合好。对于儿童、术中不能配合、预计手术时间长、肿瘤位于疼痛敏感部位的患者,应采用全身麻醉。麻醉前评估可参照美国麻醉医师协会(American Society of Anesthesiologists,ASA)的分级标准,≤Ⅲ级的患者方可进行 RFA 治疗,术中监测患者的生命体征、血氧饱和度等。

(2) 术前定位:术前行影像定位,选择最佳治疗体位及进针路径,进针路径须经过部分肝组织,避开大血管、胆管及重要脏器,标记穿刺点。

(3) 消融治疗:手术区域常规消毒、铺巾,穿刺点局部麻醉。在影像引导下,消融治疗极沿进针路径穿刺至消融靶区。CT 及 MRI 引导时,射频电极针可在引导针引导下穿刺或直接穿刺。应分步进针,根据预消融靶点调整穿刺角度及深度,扫描确认消融治疗端到达预消融靶点后固定消融针,避免手术过程中移位。根据所采用消融治疗仪的类型及消融治疗极特点、肿瘤大小及其与周围组织结构的关系设置治疗参数。超声引导应先消融较深部位肿瘤,再消融较浅部位肿瘤。为确保肿瘤消融治疗效果,消融范围应包括肿瘤及瘤周 0.5 ~ 1.0cm 肝组织,以获取消融边缘。

(4) 治疗结束后处理:根据肿瘤消融时超声、CT 及 MRI 所见初步评价损毁区大概范围;也可即刻行超声造影、增强

CT、增强 MRI 检查进行较准确的评估；确认消融区达到预消融范围后治疗结束，如未达到术前计划可予以补充消融，消融治疗结束撤出消融治疗极（RFA 及 MWA 行穿刺路径消融，采用较粗的冷冻探针进行消融，撤针后须行针道封堵），再行影像检查确认有无出血、气胸等并发症。

（5）治疗过程中注意事项

①穿刺前对患者进行呼吸及屏气训练，确保进针路径与肿瘤位置关系相对一致。

②穿刺路径应经过部分肝组织，尽可能避免直接穿刺肿瘤。

③穿刺时应准确定位，避免多次穿刺导致肿瘤种植、邻近组织损伤或肿瘤破裂出血等。

④如治疗极已穿刺至肿瘤内但需调整位置时，应原位消融后（RFA 及 MWA）再行调整，避免肿瘤种植。同样，如治疗极需离开肝包膜重新穿刺定位，须行针道消融（RFA 及 MWA），减少出血风险。

5. 术后处理　术后用无菌纱布覆盖穿刺部位，24h 心电监护，如有必要可延长监护时间。术后常规禁食 4h。邻近胃肠道的肿瘤消融治疗后，应根据情况适当延长禁食时间。术后 2 ～ 3d 进行血常规，肝、肾功能，尿常规检查。根据情况补液、保肝、对症治疗。

6. 常见并发症及处理　局部消融引起的并发症按照严重程度分为轻度（A、B 级）及重度（C—F 级）。A 级：无须治疗，无不良后果；B 级：需要治疗，无不良后果，包括仅需一夜的观察；C 级：需要治疗，住院时间＜ 48h；D 级：需要治疗，增加了医护级别，住院时间＞ 48h；E 级：导致了长久的后遗症；F 级：死亡。具体并发症如下。

（1）疼痛：一般在术中及术后 1 ～ 2d 出现，持续时间很少超过 1 周。轻度疼痛

不需要特别处理；中、重度疼痛在排除急腹症等原因的前提下给予镇静、镇痛处理。

（2）消融后综合征：包括低热及全身不适等，为一过自限性症状。其严重程度及持续时间与消融肿瘤体积有关。消融肿瘤体积小的患者可无任何症状。大部分患者症状持续时间为 2 ～ 7d，消融肿瘤体积较大者症状可持续 2 ～ 3 周。主要是以对症支持，可给予退热、止吐、补液等处理。

（3）胆心反射

①原因：手术刺激胆管系统引起迷走神经兴奋导致的冠状动脉痉挛和心功能障碍，表现为心动过缓，可伴血压下降、心律失常、心肌缺血，甚至发生心室纤颤或心脏停搏。疼痛也可引起迷走神经兴奋，造成心动过缓。

②治疗：立即停止消融治疗，静脉注射阿托品；对血压下降、心律失常、心脏停搏患者立即给予急诊抢救治疗。

③预防：对肿瘤邻近胆囊、胆管的患者，术前可应用阿托品 0.5mg 静脉注射降低迷走神经兴奋性；应用镇静、镇痛药，控制疼痛；RFA 及 MWA 可从小功率（较低温度）开始，逐渐调至预定参数。

（4）心脏压塞

①原因：引导针、消融治疗极穿刺时误伤心包。

②治疗：少量心包积液（＜ 100ml）：即刻停止消融治疗，密切观察病情变化，随时准备抢救，做好心包穿刺引流准备等；中等量以上心包积液（＞ 100ml）：急诊行心包穿刺引流和相应抢救治疗。

③预防：对邻近心脏的肿瘤，术前制订详细手术治疗计划，优先选择可实时引导穿刺的影像引导方式。

（5）肝脓肿

①原因：消融治疗区组织液化坏死继

发感染或消融区形成胆汁瘤继发感染。

②治疗：及时行经皮脓肿引流及抗感染治疗。

③预防：严格无菌操作，对有感染危险因素（糖尿病、十二指肠乳头切开术后等）及消融体积较大的患者可预防性应用抗生素。

（6）肝衰竭

①原因：术后发生严重并发症，如感染、出血、胆管损伤等。

②治疗：积极保肝及治疗并发症（抗感染、脓肿引流、止血、扩容、胆管引流等）。

③预防：术中避免损伤胆管、血管；术后预防相关并发症的发生，积极保肝治疗。

（7）肝包膜下血肿、腹腔出血

①原因：肝包膜、肝实质撕裂，肿瘤破裂、血管损伤、针道消融不充分（RFA及MWA）等。

②治疗：监测患者生命体征，少量出血非手术治疗；动脉性活动性出血同时行动脉栓塞或消融止血；对有失血性休克的患者积极抗休克治疗，必要时手术探查止血。

③预防：避开较大血管分支穿刺，减少穿刺次数，离开肝包膜调整治疗极及术毕撤针时须消融针道（RFA及MWA）。

（8）气胸

①原因：穿刺时损伤脏层胸膜或肺组织。

②治疗：少量气胸采取非手术治疗，中至大量气胸行穿刺抽吸气体或胸腔闭式引流。

③预防：术前对患者进行呼吸及屏气训练，常规采用平静呼吸屏气下穿刺，穿刺时避免损伤脏层胸膜或肺组织。

（9）胸腔积液

①原因：邻近膈肌肿瘤消融治疗所致和胸膜组织膈肌损伤，消融后坏死组织刺激胸膜，坏死组织液化或胆汁瘤直接破入胸膜腔。

②治疗：少量胸腔积液非手术治疗，

中至大量胸腔积液行穿刺抽吸或引流。

③预防：消融邻近膈肌肿瘤时，尽量避免膈肌和胸膜损伤，对紧邻膈肌的肿瘤部分可结合化学消融。

（10）胆管及胆囊损伤

①出血：消融时治疗极损伤胆囊、肝内胆管及邻近的肝内较大动脉血管，行十二指肠镜检查可见胆管出血。一过性少量出血可内科非手术治疗，出血量较大者应行肝动脉栓塞止血治疗。避开胆囊、较大胆管及邻近的肝内较大动脉分支穿刺。

②狭窄、梗阻、胆汁瘤形成：消融治疗极引起胆管及胆囊机械性损伤或冷（冷冻消融）、热（RFA、MWA等）损伤。无症状体征的轻微胆管扩张，非手术治疗；梗阻性黄疸行经皮经肝置管引流或逆行胆管引流及胆管成形术；对有症状及逐渐增大的胆汁瘤可行经皮穿刺置管引流术。消融时避免损伤较大肝内胆管及胆囊；也可行胆管置管，消融时持续泵入生理盐水予以保护。

（11）肝动脉-门静脉或肝动脉-肝静脉瘘

①原因：损伤肝动脉及门静脉或肝静脉分支。

②治疗：分流量小的肝动脉-门静脉或肝动脉-肝静脉瘘无须治疗，对分流量大者可行弹簧圈栓塞治疗。

（12）胃肠道损伤

①原因：消融邻近胃肠道的肿瘤时，造成胃肠道损伤，甚至穿孔。

②治疗：胃肠道穿孔时，禁饮食、胃肠减压，及时行外科手术治疗。

③预防：精准定位并合理设定消融参数，可通过注入气体（过滤空气或二氧化碳）或液体（5%葡萄糖注射液或注射用水）分离肿瘤与邻近胃肠道后进行消融治疗，对

邻近胃肠道的肿瘤也可结合化学消融。肿瘤已侵犯胃肠道者禁行消融治疗。

（13）膈肌损伤

①原因：肿瘤邻近膈肌，消融治疗造成膈肌冷、热损伤。

②治疗：形成气胸或胸腔积液者，治疗见"气胸"及"胸腔积液"的处理。

③预防：可通过在膈下或胸膜腔注射液体保护膈肌，对邻近膈肌的肿瘤结合化学消融。

（14）肿瘤种植

①原因：主要为反复多次穿刺及针道消融（RFA 或 MWA）不充分。

②治疗：可行种植肿瘤消融治疗。

③预防：避免直接穿刺肿瘤；精准定位，减少穿刺肿瘤次数；射频电极针穿刺肿瘤后，如需调整位置时应原位消融肿瘤后再行调整。

（15）皮肤损伤

①原因：射频消融时采用单极射频电极针时回路电极板粘贴不实或不对称、一侧回路电极板脱落等使局部电流负荷过大；消融治疗时引导针与射频电极针活性端接触，使引导针所经组织及局部皮肤损伤；冷冻消融时穿刺点局部皮肤加温保护不充分致局部皮肤冻伤。

②治疗：局部应用烫伤膏（冻伤膏）对症处理并预防感染。

③预防：负极板粘贴密实、对称；负极板局部冰袋冷却；一侧负极板过热时立即查找原因；消融治疗时避免引导针与射频电极针活性端接触，冷冻消融时采用温盐水对穿刺局部皮肤加温保护。

（16）休克：冷冻消融治疗时可发生冷休克，应采用保温毯予以加温保护，一旦发生应停止治疗，进行抗休克紧急处理。

（17）其他并发症：肋间动脉及肋间神经损伤、胆管 - 支气管瘘等。

①原因：穿刺损伤肋间动脉、肋间神经及肺组织等。

②治疗：肋间动脉损伤可应用止血药物，局部压迫、栓塞或消融止血；肋间神经损伤应用营养神经药物及对症治疗；胆管 - 支气管瘘可行引流或手术治疗。

③预防：引导针及消融治疗极穿刺时避开肋间动脉及肋间神经走行区，充分消融针道（RFA 或 MWA）以降低肋间动脉出血风险；膈顶部位肿瘤消融治疗时应经肝组织穿刺肿瘤，也可结合人工胸腔积液、气胸，避免穿刺肺组织以防止胆管 - 支气管瘘。

7. 疗效评估及随访

（1）疗效评估

①增强 CT 或增强 MRI 是目前评价消融效果的标准方法，有条件的可使用 PET-CT，超声造影可用于治疗结束后初步评价消融效果。

②建议消融治疗术后即刻（患者尚未离开 CT 或 MRI 检查床）行消融靶区增强 CT 或增强 MRI 扫描评价消融疗效，如存在病灶残余或消融边缘不充分，及时予以补充消融。

③消融术后 4 ～ 6 周复查增强 CT 或增强 MRI。

④评价标准依据 2010 年修改版实体瘤疗效评价标准（mRECIST）。

（2）随访：术后 1 年内每 1 ～ 3 个月复查超声及增强 CT 或增强 MRI、肿瘤标志物和肝功能；1 年后每 3 个月复查 1 次。主要观察病灶局部有无进展或复发、肝内有无新发病灶及肝外转移等。

六、脾肿瘤消融治疗

1. 适应证　原发和继发性脾肿瘤。

2. 禁忌证

（1）病灶弥漫。

（2）肿瘤侵犯空腔脏器。

（3）不可纠正的凝血功能障碍。

（4）患者处于急性感染状态。

（5）心、肺、肝、肾等重要脏器功能衰竭。

（6）美国东部肿瘤协作组（ECOG）体力状态评分2级以上。

（7）妊娠期患者。

3. 术前准备　参照肝肿瘤消融治疗，同样包括设备和材料准备、常规检查、脾脏影像检查、病理检查、药品准备、患者准备等。

4. 操作步骤（以CT引导微波消融为例）　参照肝肿瘤消融治疗，结合脾质脆、富血、易破裂的特点，更应格外注意减少穿刺次数、采取微波天线进入脾实质即行穿刺路径消融的策略，术中微波天线调整位置一般不撤出脾被膜（如撤出需严格消融穿刺路径），以消融后脾实质为支点进行调整。

5. 术后处理　参照肝肿瘤消融治疗。

6. 常见并发症及防治　最严重并发症为脾脏出血，一旦发生应及时对穿刺区局部进行充分的RFA或MWA、急诊行脾动脉栓塞治疗，必要时急诊行脾切除术。其他并发症主要为少量包膜下出血、发热、腹痛等，予以相应的内科治疗，具体处理方法参照本篇肝肿瘤消融治疗部分。

七、胰腺肿瘤消融治疗

1. 适应证　目前尚未达成共识，一般用于无法进行手术切除或拒绝/放弃手术切除者。

2. 禁忌证

（1）病灶多发，浸润胰腺大部。

（2）预计生存期不超过3个月。

（3）无法纠正的凝血功能障碍。

（4）合并其他系统严重疾病。

3. 术前检查与准备

（1）术前检查

①实验室检查：血常规，促凝血时间，肝肾功能，电解质，肿瘤标志物，血尿淀粉酶等。

②影像学检查：超声、CT、MRI等。

③组织学检查：有必要术前获得组织学诊断，包括手术（腹腔镜）、内镜超声引导细针活检（EUSFNA）、CT或超声引导FNA细针活检（FNA）。

（2）术前准备

①告知患者手术过程及呼吸训练。

②禁食至少24h。

③术前留置胃管。

④给予镇静药，如氯丙嗪25mg术前30min肌内注射。

⑤给予奥曲肽0.1mg，皮下或者静脉滴注抑制胰酶分泌。

⑥签署手术沟通记录单及知情同意书。

4. 操作步骤与方法

（1）实施及引导方式：由于胰腺为腹膜后位器官，位置深在，超声定位欠佳，CT由于其较好的空间及密度分辨率在经皮穿刺消融治疗中为首选引导方式；因此，故推荐CT引导或开腹直视下进行消融手术。开腹手术对患者创伤较大，并存在麻醉风险，但其优点在于术中视野清晰，还可对易出现转移的腹腔脏器如肝脏等行探查，对合并胆管及十二指肠梗阻的患者还可行旁路手术，改善梗阻症状，并可及时处理术中血管损伤、胆管损伤等并发症。

（2）注意：穿刺路径应避开重要脏器及正常管腔结构，如胰管、胆管等。

5. 术中注意事项

（1）由于胰腺癌位置所在神经分布丰富，故 RFA 术中患者的疼痛感比较明显，因此如条件允许应尽可能术中给予全身及静脉麻醉。

（2）如采取经皮穿刺 RFA，因需要患者呼吸配合，可于射频电极针穿刺到位后消融治疗前再给予麻醉。

6. 常见并发症及其防治

（1）射频消融后综合征：RFA 后患者可有流感样症状及低热，均具有自限性，其产生可能与消融后坏死物质吸收有关，并与肿瘤的直径及消融次数有关；但患者体温一般不超过 38.5℃，且经对症治疗后多在 1 周内缓解。若出现高热或体温降至正常后再次出现发热，需考虑有无并发感染的可能。

（2）急性胰腺炎：Elias 等报道 2 例肾癌多发性胰腺转移患者行胰腺射频消融治疗后出现急性重症胰腺炎，Spiliotis 认为，术中对多发胰腺肿瘤进行射频消融的过程中大量破坏正常胰腺组织可能是胰腺炎发作的主要诱因，并报道射频消融术后应用奥曲肽，监测患者血淀粉酶未见明显升高，提示抑制胰酶分泌药物可能有预防胰腺炎的作用。

（3）胰漏：国外文献罕有 RFA 术后出现胰漏的报道，但国内吴育连等报道胰漏发生率在 20% 左右；胰漏发生后目前主张置管引流。

（4）血管损伤：有报道，消融后上消化道大出血发生率约为 18.8%，多发生于胰头癌患者，并认为胰头癌毗邻门静脉及肠系膜上静脉，不当的 RFA 可导致血管损伤。经胃管注入冷盐水、精准布针穿刺及消融参数的合理设定是减少该并发症的重要措施。一旦发生消化道内出血，可先

尝试非手术治疗、胃镜下止血，或胃十二指肠动脉造影及栓塞等；如非手术治疗无效，则须行外科治疗。

（5）胆管损伤：Spiliotis 报道 12 例胰腺癌 RFA，2 例出现胆漏，且均为胰头癌患者，提示胰头癌在 RFA 术中出现胆管损伤的可能性较大。合理的参数设置、精准的布针及术中超声、CT 等影像学引导有助于减低胆管损伤发生概率。胆漏一旦发生应及时置管引流。

7. 疗效评价及随访

（1）疗效评价：①有效的 RFA 治疗可以明显缓解患者的自觉症状，改善饮食、睡眠质量，其中疼痛的缓解对提高晚期肿瘤患者生活质量尤为关键。因此，有学者认为疼痛缓解程度是最有效的评价指标。②治疗有效还表现为患者胸腔积液、腹水的减少，血清肿瘤标志物水平的降低等。③依据 2010 年修改版实体瘤疗效评价标准（mRECIST）采用增强 CT 或增强 MRI 进行疗效评价，有条件者可结合 PETCT；超声造影可用于治疗结束后消融效果的初步评价。

（2）随访：一般术后 1 个月内复查增强 CT 或增强 MRI 及肿瘤标志物，之后 1～3 个月重复上述检查。

八、肾及肾上腺肿瘤消融治疗

1. 适应证

（1）肾肿瘤消融治疗适应证

①因年龄、其他系统伴随疾病等原因无法行外科手术和（或）拒绝外科手术的患者。

②直径＜ 3cm 的肾肿瘤。

③基础肾功能不全无法耐受手术切除或麻醉风险患者。

④由于 VHL 病或其他遗传性肾癌，患

有多灶性肾癌患者。

⑤孤立肾、移植肾或局部复发的肾癌患者。

⑥直径≥3cm的肾癌患者、靠近肾中央或肾门的肿瘤也可行姑息性治疗。

（2）肾上腺肿瘤消融适应证

①因年龄、其他系统伴随疾病等原因无法行外科手术和（或）拒绝外科手术的患者。

②多次肿瘤切除术后复发患者。

③转移性肾上腺肿瘤患者。

④肾上腺功能性肿瘤慎行消融治疗。

⑤双侧肾上腺肿瘤建议行化学消融，以实现有效控制肿瘤同时保留残余正常肾上腺。

2. 禁忌证

（1）肾肿瘤消融禁忌证

①无法纠正的凝血功能障碍。

②多系统广泛转移。

③合并严重的心、脑、肝、肾等器官功能障碍。

（2）肾上腺肿瘤消融治疗禁忌证

①全身状况差，发生恶病质，各脏器出现功能衰竭。

②凝血机制缺陷障碍者。

③局部发生感染，消融操作可能加重感染情况。

④高血压和肾上腺危象不能控制者。

⑤不建议行双侧肾上腺肿瘤物理消融。

3. 术前检查与准备

（1）实验室常规检查

①血、尿、便常规及肝肾功能、电解质、血糖、血凝等的检查，至少要有血清肌酐、全血细胞计数、凝血酶原时间及活化部分凝血活酶时间的检查结果。

②对于肾上腺肿瘤要进行相关实验室检查。若怀疑为激素活性肿瘤，应获得尿和（或）血浆儿茶酚胺类、皮质醇及醛固酮的化验结果，以便于了解术后相关数据变化与疗效。

（2）医学影像学检查：肾与肾上腺相关影像学检查，包括超声、MRI平扫或增强扫描、CT平扫及增强扫描。术前增强MRI对于肿瘤分期帮助较大，应酌情尽量实施。

（3）术前准备：术晨禁食、水，留置导尿，备留置针，备心电监护仪及氧气，药品的准备，包括盐酸哌替啶、盐酸异丙嗪、地西泮、酚妥拉明、硝普钠等急救药品。

邻近肾上腺肾肿瘤和肾上腺肿瘤，尤其是激素活性的肾上腺肿瘤，在消融术前、术中密切关注血流动力学变化，随时实施抗肾上腺素和糖皮质激素的治疗。肾上腺是激素活性器官，负责儿茶酚胺和皮质激素类激素的合成、储存及释放。因此，肾上腺肿瘤消融极有可能导致这类激素大量释放入血，引起急性高血压危象，甚至心、脑缺血或梗死。

①超声：可用于消融的监测，其引导优势包括实时、无电离辐射等。对于小的肾肿瘤、输尿管、肠道及其他周围结构的显示不及CT、MRI。

②CT：是目前经皮消融最常用引导技术，能准确显示肿瘤与周围解剖。主要限制是存在电离辐射。

③MRI：所用设备一般为开放式磁共振成像系统。目前，除了用于肿瘤定位的综合导航工具外，还开发出了磁共振成像下允许介入操作和外科手术的磁共振兼容设备。MRI引导的优势在于软组织分辨率高，无电离辐射，多平面及近乎实时的成像能力，MRI可准确监测冷冻消融冰球的形成，与CT一样可显示完整冰球，且对肾周脂肪内冰球的显示优于CT。

4. 操作步骤

（1）CT 引导冷冻消融操作步骤

①患者常规取俯卧位或者侧卧位，亦可根据肿瘤位置调整位置，嘱患者平静呼吸，给予地西泮或者盐酸哌替啶肌内注射。

②应用 CT 扫描预先测定肾肿瘤的位置、大小、边界，同时结合术前增强 CT 图像确定肿瘤周围有无重要结构如血管等，应用体表定位器确定最佳进针点，并做标记，避开肋骨、重要血管、肠管等。

③低温冷冻消融探针的测试，通常使用无菌生理盐水，了解探针有无漏气及冷冻 - 复温效果。

④穿刺点给予利多卡因局麻，按照肿瘤大小设计冷冻探针的分布，经皮将一根或者多根冷冻探针按设计路径插入病灶内，根据病灶大小，决定布针数量。

⑤治疗 2 个冻融循环，每个循环冷冻10～15min，复温 2～5min。利用影像监视冰球范围，首次冷冻治疗完成后行 CT 扫描，查看冰球覆盖肿瘤情况，确定是否需要调整探针分布或增减探针。冷冻范围要与肾盂、输尿管保持一定的距离，避免损伤泌尿系集合系统和输尿管。

⑥后一个冷冻循环复温结束后再次行 CT 扫描，观察冰球范围及周围结构情况。达到预定治疗目的后撤出冷冻探针。

（2）MRI 引导冷冻消融治疗

①术前准备（应用光学追踪导航系统）：空腹 8h 以上；术前血常规、血凝四项及肝、肾、心功能检查；心电图及胸部 X 线常规检查；2 周内的肾超声、CT、MRI 资料；术前 0.5h 肌内注射苯巴比妥钠镇静；术前谈话，与患者及家属签署手术知情同意书。

②操作方法

● 应用术前 MRI 预先测定肾肿瘤的位置、大小。

● 根据病变的位置选择合适的体位，穿刺路径多为后入路，患者采取侧卧位；安置扫描线圈；根据需要采用局麻或硬膜外麻醉。

● 行 MRI 预扫描，通过轴位、矢状位或冠状位找到病变，并标定靶点。

● 常规消毒、铺巾，并以 1% 的利多卡因 5ml 进行局部麻醉，麻醉深度达到壁腹膜。

● 行氩氦靶向探针测试（TEST），查看系统运行正常。

● 在光学系统引导下，将单根或多根冷冻探针准确穿刺至病灶内，并行磁共振 CBASS 序列或 FE 序列扫描确定穿刺针位置理想。

● 开启氩气进行冷冻治疗，冰球迅速形成，应用磁共振对冰球形成的信号缺失区域进行实时监控，肾实质肿瘤根治性治疗要求冰球覆盖病灶外缘并超出 0.5～1.0cm，治疗开始。

● 术毕撤针，压迫止血。

（3）CT 引导 MWA 操作步骤

①定位：患者一般取俯卧位或侧卧位，特殊情况下也可取仰卧位。根据病灶的位置，定位标记贴于初步选定的皮肤穿刺点，屏气完成肾或肾上腺区扫描，最终确定皮肤穿刺点及进针路线，并准确测量进针深度和角度。

②穿刺：常规消毒、铺巾、1% 利多卡因麻醉。选择合理的穿刺路径，避开重要组织结构。

③固定：穿刺到位后固定微波天线，并记录其角度、深度，避免因患者自主运动或术中疼痛致微波天线移位。

④消融：根据病灶大小设定消融时间、功率，对于较大肿瘤可采取多点叠加消融。

消融过程中注意观察患者的生命体征及临床反应,尤其是患者血压的变化情况,术前每 5 ~ 10 分钟监测血压。

⑤撤出微波天线:先行 CT 扫描,如有残余病灶可补充消融,如判断病灶消融充分后拔出微波天线,行穿刺路径消融。

⑥ CT 扫描:观察有无腹腔出血等并发症,并观察消融范围是否完全覆盖肿瘤;建议行增强 CT 扫描,即刻评价消融疗效,如有残余及时补充消融。

⑦监测生命体征:由医护陪同返回病房,继续监测患者生命体征,并予对症处理,可预防性应用抗生素。

5. 常见并发症及其防治 在临床上,由于肾和肾上腺肿瘤患者同时患有其他疾病,不适合采用外科手术治疗,而经皮热消融并发症发生率低是其主要的优势。由于缺乏不良反应分级标准,热消融并发症发生率各家报道不一,一般在 4% ~ 37%。

(1) 出血:肾和肾上腺周围血肿是最常见的并发症,占 0 ~ 30%。通常出血量比较少,缺乏症状,无须特殊处理。伴有红细胞计数下降和需要输血的大出血非常少见,文献报道占 0 ~ 2%。在接受非中断抗血小板治疗或者病变与血管蒂密切相邻,出血的危险性增加。术前做好血管的评估筛查,快速、准确放置治疗极及消融针道可能是避免出血发生的重要措施。

(2) 疼痛和神经肌肉无力:疼痛和神经肌肉无力通常是暂时的且并不常见,发生率为 4.5%。其原因主要为腰丛、肋下或者生殖股神经的损伤。生殖股神经走行紧邻肾下极和腰大肌,紧靠腰大肌前面的后入路有可能导致该并发症的发生。

(3) 气胸:发生率为 1% ~ 2%。少量气胸不需要处理,中至大量气胸需要穿刺抽吸或行闭式引流。

(4) 消化道损伤:可引起消化道穿孔或肿瘤与消化道沟通,消化道穿孔是消融治疗的严重并发症,尽管比较少见,发生率在 0 ~ 1%,消化道穿孔常需要外科手术处理。结肠因位置相对固定且内容物水分较少最容易受到热损伤,而胃壁比较厚,小肠活动度大,且内容物水分含量高而较少发生热损伤。防止邻近器官热损伤的方法就是保证邻近器官远离治疗极,实际操作中应确保治疗极与胃肠道之间至少有 5mm 安全距离。

(5) 泌尿道损伤:采用高温消融治疗中心性肾肿瘤,由于上泌尿道与病变较近,特别容易暴露在高热的环境中而受损。在急性期,由于尿囊肿形成输尿管损伤可表现为穿孔,几个月后可出现输尿管狭窄并伴有输尿管感染复发、肾盂积水及肾功能受损。此时需要行肾造口术或输尿管支架植入术。当肿瘤位于肾中心和肾下极,为了防止并发症的发生,保证输尿管安全的最小距离应不小于 15mm,为此常需要选用冷冻治疗。术前留置导尿。

(6) 感染:尽管采取无菌措施,感染危险不容忽视,发生率 0 ~ 2%,糖尿病会增加发生败血症的危险。

(7) 肿瘤播散:消融治疗后存在肿瘤沿治疗极穿刺路径播散的可能性。为了减少肿瘤沿穿刺路径种植的危险,建议治疗极垂直放置,术后对穿刺路径应予以消融处理(RFA 及 MWA)。

(8) 高血压危象:肾上腺及其邻近脏器肿瘤消融治疗,尤其是冷冻消融时可导致高血压危象的发生,肾上腺嗜铬细胞瘤冷冻消融时导致高血压危象发生的可能性极大。为了保证患者生命安全,使手术顺利完成,根据具体情况一般要求术前降压、扩容、纠正心律失常。术中或术后一旦发现血压＞240/140mmHg，就要考虑可能发生高血压危象，应首先快速静脉注射酚妥拉明5～10mg，并可间隔15～20min重复使用，继而用静脉微注泵以1～2mg/min泵入并随时调整以维持降压，同时积极扩容、纠正心衰。如果短时间内酚妥拉明的需用量较大或降压效果差，应改为硝普钠，或可采取与硝普钠交替使用会更有效。

（9）其他：冷冻消融可有冷休克发生及穿刺点皮肤冻伤，RFA及MWA可有撤针时穿刺点皮肤烫伤及粘贴负极板处皮肤烫伤等，具体处理方法见前面的有关章节。

6.疗效评价与随访

（1）疗效评价：按照2010年修改版实体瘤疗效评价标准（mRECIST），采用增强CT或增强MRI进行评价，有条件的可结合PET-CT。具体可包括：①完全消融（complete response，CR）：肾或肾上腺增强CT/增强MRI扫描动脉期，消融区无强化病灶或PET-CT扫描消融区无异常放射性浓聚；②不完全消融（incomplete response，ICR）或肿瘤残余：肾或肾上腺增强CT/增强MRI扫描动脉期，消融区存在强化病灶或PET-CT扫描消融区出现放射性浓聚；③局部肿瘤进展（local tumor progression）或复发：先前判定为完全消融区内或其相邻部位出现新发强化病灶或异常放射性浓聚。

（2）随访：①治疗结束后第1、2、3个月行增强CT/增强MRI检查；②第3个月复查若无残余或复发，可间隔3个月行增强CT/MRI复查至1年；③若仍无残余或复发则间隔6个月复查；④肾及肾上腺转移瘤一般要结合原发灶部位的相关检查。

九、子宫肌瘤及子宫腺肌症消融治疗

1.适应证

（1）已经明确诊断子宫肌瘤、子宫腺肌症，排除子宫肉瘤等子宫其他恶性病变及宫颈非良性病变。

（2）虽有药物和手术治疗指征，但患者拒绝手术和药物治疗或药物治疗失败者。

（3）无药物和手术治疗指征，但患者对肌瘤有严重的心理负担。

（4）宫体、宫底的肌壁间肌瘤（最大径在1.5～13cm），浆膜下和黏膜下非带蒂肌瘤。

（5）有手术指征但患者不能耐受手术。

（6）自愿接受HIFU治疗保留子宫的肌瘤、腺肌症患者。

（7）机载超声能够显示的肌瘤及腺肌症。

2.禁忌证

（1）下腹壁严重的质地较硬的手术瘢痕，对超声有明显衰减者。

（2）下腹部声通道上有异物植入者。

（3）严重心、脑血管疾患：不稳定型心绞痛、半年内有心肌梗死、半年内有脑梗死或脑出血、心律失常需用药物控制者、严重高血压及心力衰竭者。

（4）有结缔组织病史。

（5）下腹部放疗病史。

（6）不能俯卧1h以上者。

（7）语言交流障碍，不能配合镇静、镇痛方案者。

（8）部分声通道受限的宫颈肌瘤。

（9）妊娠及哺乳期或经期妇女、妇科炎症（阴道炎、盆腔炎等）或合并妇科恶性肿瘤，如子宫肉瘤、卵巢肿瘤、宫颈癌者。

（10）未控制的糖尿病及肝肾功能异常者。

3. 术前检查和准备

（1）术前检查

①常规实验室检查：血、尿、便常规及尿妊娠试验、肝肾功、出凝血功能、血乳酸脱氢酶、性激素六项。

②影像学检查：心电图、X线胸片、盆腔超声、盆腔增强CT或增强MRI，以后者为优选。

③专科检查

● 妇科检查：了解宫颈有无举痛，有无接触性出血，宫体的位置、活动度，附件有无压痛、包块。

● 白带常规：了解有无阴道炎。

● 宫颈细胞学检查（TCT）：了解宫颈细胞有无恶变。

● 腹部检查：有无手术切口及瘢痕的严重程度，腹壁脂肪厚度，皮下有无植入物，下腹有无压痛。

④盆腔超声及MRI检查：准确提供肌瘤及子宫与周围组织结构的情况，了解肌瘤血供情况，有无变性、坏死、钙化、液化及程度，帮助HIFU术中准确定位，指导HIFU治疗，同时作为HIFU治疗后疗效评价的重要依据。

（2）治疗时机：月经干净后3～5d，有盆腔炎的患者须在炎症控制后，已安置宫内节育器的患者须在节育器取出3d后，并且无出血。

（3）术前准备

①询问病史：包括年龄、初潮年龄、月经量变化、有无痛经、月经周期变化、有无生育要求、有无盆腔炎病史、有无下腹部手术史、有无相关药物过敏史、有无安放节育环；有无腰椎间盘突出、椎管狭窄和慢性盆腔炎。

②机载超声定位：确定肌瘤是否适合超声消融治疗，声通道情况。

③肠道准备：因子宫紧邻肠道，肠道有可能进入超声消融的声通道。肠道准备包括饮食准备、导泻和灌肠。

④与患者沟通：消除患者紧张、恐惧与顾虑，并让患者了解镇静镇痛下超声消融的治疗方式，以及治疗中可能出现的不适，以取得患者配合。

⑤皮肤准备：常规下腹部备皮，注意不要刮破皮肤，备皮的范围与下腹部手术一致，包括肚脐以下，耻骨联合及会阴部皮肤。同时术区皮肤先用乙醇脱脂两遍，应用负压吸引装置与脱气水对术区皮肤进行脱气处理。

⑥导尿：目的是治疗过程中控制膀胱内的液体量，以便改善声通道。

⑦治疗中相关药物的准备：镇痛药（芬太尼等）、镇静药（咪达唑仑等）、止吐药（格雷司琼、昂丹司琼）、抑制消化液分泌药物（盐酸戊乙奎醚注射液等）。

⑧其他：患者本人及家属签署治疗自愿书和知情同意书。

4. 操作步骤与方法

（1）治疗前准备：治疗前常规进行放置尿管，术区皮肤的脱脂、脱气，准备好推挤肠道用的水囊。

（2）体位：患者取俯卧位，机载超声的探头置于患者耻骨联合上方约5cm，并使患者处于比较舒适的体位。

（3）靶病灶的定位：机载超声结合术前的MRI影像，进行治疗前的定位，确定肌瘤的大小、位置，与子宫内膜、子宫边缘的关系，以及声通道的安全性，确定肌瘤范围后，拟定治疗范围。

（4）制订治疗计划：将肌瘤分为若干个层面，一般5mm/层，选择HIFU治疗参数，治疗功率，扫描方式，一般为点扫描。

（5）治疗前超声造影：进一步确定肌瘤的大小、范围，了解肌瘤的血供情况，并为术后即刻评价疗效提供依据。

（6）超声消融治疗：一般选择患者耐受性比较好、治疗病灶最大或较大的层面开始治疗，逐点开始治疗，出现团块状的灰度变化后，逐步扩大灰度变化的范围，使其覆盖整体目标病灶。

（7）停止治疗的标准：如果整个治疗区域出现扩散性的团块状的灰度增加，即可停止治疗。

5. 术中注意事项

（1）将膀胱的充盈度减少到声通道允许的最低程度，并在治疗中保持这样的充盈度，以免治疗后的充盈性尿潴留。

（2）正确识别放射痛非常重要，是保护神经的关键因素。

（3）正确区别治疗区痛是提高安全性和有效性的另一个重要因素。

（4）腹股沟或会阴痛的原因一般是治疗头的边缘与耻骨联合或髂骨紧密接触，压迫了局部皮肤，加上治疗头的振动，出现局部的疼痛，应调整治疗头位置或角度。

（5）骶部疼痛，是骶骨对治疗超声远场残余超声的界面反射所致，应改变治疗头角度、减少膀胱充盈度、调整治疗焦点的位置。

（6）腰部疼痛，一是与超声照射有关的腰部胀痛，即超声照射时出现、停止照射时消失的阵发性疼痛或不适，通常出现在治疗大肌瘤的头侧部分或子宫底的肌瘤，其原因是腰骶部椎骨对远场超声的反射所致，应调整治疗头角度与位置；二是与超声照射无关，为持续性疼痛，可能与体位不当有关，应避免腰骶部过伸。

（7）治疗功率与剂量密度的关系，平均治疗功率维持在 350～400W 范围时，平均每小时的辐照时间大于 700s。

（8）部分反应敏感的患者，如有下腹部手术史、慢性盆腔炎史、半年内有人工流产或取节育环史、紧贴骶尾骨的后壁肌瘤（特别是子宫固定者），由于容易出现治疗区疼痛，影响治疗功率的提高和剂量强度，可增加总的辐照时间。

6. 术中及术后处理

（1）术中处理

①注意镇静镇痛药物剂量，避免对患者造成严重的呼吸抑制。

②治疗开始阶段宜先从低功率开始，让患者逐渐适应，以免患者一开始就感觉到难以忍受疼痛而影响治疗地顺利完成。

③治疗过程中严密观察患者反应，如疼痛（疼痛的部位、性质、有无放射痛）、皮肤灼痛等情况，以便及时进行调整；臀部和（或）骶部皮肤灼痛常见，其原因是远场的超声波穿出臀部或骶部的皮肤，遇到空气与皮肤之间的强反射界面，造成局部的皮肤温度增加，可向该区域皮肤喷洒常温生理盐水予以降温。

④治疗过程中应严密观察患者的生命体征。

（2）术后处理

①嘱患者立即排空膀胱，向膀胱内注入冷生理盐水（4～10℃）200～300ml，并继续保持治疗体位 30min，以利于治疗区降温。

②治疗后观察生命体征 2h，如果患者治疗时疼痛明显，治疗完毕后可再给予一次剂量的咪达唑仑，让患者安静入睡，但需要严密观察患者生命体征，并给予补液及营养支持。

③可预防应用抗生素。

④膀胱灌注完成后，排空膀胱，立即拔出尿管，24h 内观察排尿的次数、每次排尿的量、尿液的形状及相关症状，了解有无尿路出血、感染和尿潴留等。

⑤观察患者有无腹痛、腹胀和局部压痛、

反跳痛以及肠鸣音,判断有无急腹症的可能。

⑥在排除急腹症的情况下,术后24h内可进流食,24h后可进半流食,48h后可恢复正常饮食。

⑦观察会阴部和双下肢有无疼痛、感觉和运动障碍,以便判断有无神经损伤。

⑧观察阴道内有无分泌物,如有记录其性状和有否出血。

7. 常见并发症及其防治

(1) 发热:部分患者可出现体温在38℃以下的低热,通常持续1~3d,为坏死组织吸收热,不需要特殊处理;对于体温38℃以上的患者,应查明原因(血常规、血液培养、影像学检查等),必要时可应用抗生素。

(2) 便秘:建议多食蔬菜、香蕉、牛奶、酸奶和蜂蜜等,可有效改善便秘。如仍难以排出,可给予开塞露、灌肠。

(3) 血尿:可能与放置尿管及超声对膀胱的刺激有关,可静脉给予或口服止血药,鼓励多饮水来增加尿量。

(4) 膀胱刺激征:注意局部卫生,可予热敷,并可局部应用非甾体抗炎药,如双氯芬酸等,用于抑制炎症反应、减轻症状。

(5) 尿潴留:可给予导尿,导尿后注意训练膀胱功能,夹闭尿管后定时开放,如此处理多能恢复膀胱功能,并可辅以促进膀胱收缩的药物。

(6) 皮肤烫伤:小水疱无须特殊处理,注意保持皮肤干燥,勿让水疱破裂;大水疱时可将水疱内的囊液抽出并注意保持局部皮肤干燥。

(7) 骶尾部和(或)臀部疼痛:表现臀部和骶尾部胀痛,可持续数小时或数天,多轻微,无须特殊处理。少数患者可给予非甾体抗炎药,如双氯芬酸等,来减轻疼痛。

(8) 治疗区胀痛:疼痛常轻微,无须特殊处理,如患者难以忍受,可适当镇静、镇痛处理。

(9) 腹膜刺激征:多由于升温的肌瘤与腹膜长时间接触或强超声对腹膜的刺激引起,可通过增加冷却时间来预防。

(10) 阴道分泌物:量少无须处理,注意个人卫生即可,量多时可考虑给予抗生素。

8. 疗效判断和随访

(1) 技术有效性指标:治疗前1周内及治疗后1个月行增强MRI检查,靶肌瘤体积消融率=靶肌瘤无强化区/靶肌瘤体积×100%;靶肌瘤体积缩小率=(治疗前肌瘤体积-随访时肌瘤体积)/治疗前肌瘤体积×100%。

(2) 临床有效性指标:治疗后3、6个月对患者的症状、体征进行临床转归评价。

①影像学评价指标:靶肌瘤缩小率,治疗后6个月时,靶肌瘤体积与治疗前比较,体积缩小≥50%为有效,体积缩小≥50%肌瘤占所有肌瘤百分比即为有效率。

②临床症状评价指标:治疗前、治疗后3、6个月时,采用子宫肌瘤症状量表对患者的月经量增多、经血成块、经期延长、月经周期变化、盆腔痛或盆腔压迫感、日间尿频、夜间尿频和乏力等8项症状,采用5分评分法进行症状评分,分值越高症状越重,1分为完全没有症状。症状评分较治疗前总分提高10分,为治疗有效标准。

(3) 安全性评价指标:通过症状、体征及必要的实验室检查和影像学检查监测不良反应,依据国际介入放射治疗学会(SIR)标准评价治疗相关的不良反应发生率和严重程度。

①A级:无须治疗,无不良后果。

②B级:有简单的治疗,无不良后果。

③C级:有必要的住院治疗,但住院时间≤48h。

④D级:有重要的治疗,护理等级增加,

住院时间＞ 48h。

⑤ E 级：永久性后遗症。

⑥ F 级：死亡。

SIR A—B 级为一般不良反应；SIR C—D 级为重要不良反应；SIR E—F 级为严重不良反应。按照与超声消融过程"肯定有关、很可能有关、可能有关、可能无关、肯定无关"5 级评价进行分析，前 3 级总和除以受试者人数，求得不良反应的发生率。

（4）随访：术后 1 年内每隔 3 个月超声或 MRI 检查观察消融区回声变化，测量病灶大小。

十、骨肿瘤消融治疗

1. 适应证

（1）良性骨肿瘤，如骨样骨瘤、非骨化性纤维瘤、椎体血管瘤、软骨母细胞瘤等。

（2）原发性恶性骨肿瘤。

（3）转移性恶性骨肿瘤，如皮质完整的椎体转移瘤可结合经皮椎体成形术。

（4）对放、化疗不敏感的骨或软组织肿瘤。

（5）失去手术切除机会的恶性骨肿瘤的姑息治疗。

2. 禁忌证

（1）椎体后侧皮质破坏范围超过椎管外缘 1/3 的椎体肿瘤。

（2）包裹重要脏器、血管和神经的肿瘤。

（3）有出血倾向或凝血机制障碍。

（4）穿刺部位附近有隐性感染灶或有活动性感染。

（5）严重的神经系统疾病或全身情况差难以耐受手术及麻醉。

3. 术前检查与准备

（1）术前检查：明确病灶性质、完善病灶相关影像学检查（包括 X 线片，CT 和 MRI 等），清楚病灶部位、大小及其与周围组织毗邻关系。此外，与其他部位肿瘤消融治疗一样，患者术前 1 周须完善血常规、凝血项、X 线胸片、心电图等常规检查。

（2）术前准备

① RFA 术前对患者进行视觉模拟评分法（VAS）或简明疼痛调查表（BPI）评价，要求患者自我评价 24h 内最强疼痛程度，平均疼痛程度等。

②患者术前禁食、水情况根据麻醉方式而定。

4. 治疗过程

根据肿瘤的大小、部位，选择合适的射频电极针、进针路径，避免损伤周围血管、神经等结构。消融治疗的重点应放在骨肿瘤破坏的骨边缘或覆盖瘤巢，保证肿瘤细胞的彻底灭活。

（1）根据病变部位、范围及患者耐受情况进行术前综合评估，确定手术方案及麻醉方式。一般采用全身麻醉或硬膜外麻醉，少数报道只采用利多卡因局麻醉。

（2）术前 CT 扫描或联合超声，明确病灶情况及其与周围组织解剖关系，设计手术的最佳进针点和进针路径，避开重要脏器。

（3）局部消毒，麻醉。皮肤消毒后，用手术刀在皮肤穿刺点处循纹理切开皮肤及皮下组织，长约 2mm。

（4）根据穿刺进针方案，应用骨穿刺针经皮穿刺进入肿瘤，再次 CT 扫描证实穿刺针位置准确后，撤出针芯。

（5）沿骨穿针将射频针置入肿瘤组织，启动射频消融治疗仪，消融治疗 4～12min。

（6）行 CT 扫描观察消融情况，如果病灶较大或消融范围没能覆盖整个肿瘤，则行补充消融。

（7）术后记录患者的疼痛等临床症状变化情况，包括疼痛的性状是否和原来的一致，疼痛程度与时间的变化关系；评价患者肢体的各项功能有无损伤。

5. 常见并发症及其防治 射频消融过程中产生的高温可能引起神经、血管损伤，脂肪液化、皮肤及周围软组织坏死。如果肿瘤邻近关节，关节软骨也可能受损。邻近器官如膀胱、肝等也可能受影响。在治疗计划中必须考虑到尽量避免对非治疗区域的热损伤，除了可利用热电偶测量温度外，可以通过物理推移法、二氧化碳注气法、球囊插入法、水/胶体分离术等移动/隔离方法对组织进行保护。对于因病灶毁损后出现发热等坏死吸收反应，可对症退热，如出现高热、寒战需查血常规及血培养，并根据化验及培养结果予以相应治疗。对于术后仍有病灶部位持续疼痛的患者，排除危及生命的情况后可给予持续镇痛。

十一、恶性肿瘤淋巴结转移消融治疗

1. 适应证

（1）病灶孤立且不适合手术切除。

（2）原发灶已到达有效控制或可控，淋巴结转移是唯一复发部位。

（3）所有转移性淋巴结与胃肠道、胆囊、胆管等重要结构有较清楚或相对清楚的界限。

2. 禁忌证 主要为穿刺禁忌患者，如无法纠正的凝血功能障碍等。

3. 术前检查与准备 基本同实体瘤消融治疗，包括必需的实验室检查及影像学检查；术前禁食、禁水等；向患者及家属详细交代病情，签署手术知情同意书等。

4. 操作步骤（以 CT 引导为例）

（1）根据病灶位置，决定患者体位，一般取俯卧位、仰卧位或侧卧位。

（2）可局部麻醉联合静脉镇静、镇痛；也可全身静脉麻醉。

（3）CT 扫描相应靶区，观察淋巴结位置及与周围组织结构的关系，如显示不清

建议术中行增强 CT 扫描。

（4）根据扫描所见设计穿刺点、进针路线，穿刺路径须避开神经、大血管及空腔脏器，测量进针深度和角度。

（5）CT 引导下行治疗极或穿刺针穿刺（化学消融），在 CT 引导下分步进针，最后 CT 扫描确认治疗极或穿刺针位置正确后方可开始消融治疗，具体描述于本章典型病例。

（6）治疗结束，皮肤穿刺点无菌敷料覆盖包扎。

5. 术后处理 基本原则同实体瘤消融治疗，术后监测患者血压、呼吸等生命体征，予以止血及抗感染等处理，并注意防治并发症等；具体并发症依淋巴结所在人体部位及其邻近的组织结构而不同。

6. 疗效评价及随访

（1）疗效评价：依据 2010 年修改版实体肿瘤疗效评价标准（mRECIST）进行疗效评价，以增强 CT/增强 MRI 或联合 PET-CT 作为评价方式。具体为：①完全缓解（complete response，CR）：病灶动脉期完全无强化或无放射性浓聚；②部分缓解（partial response，PR）：病灶强化范围较前减少 $\geq 50\%$；③稳定（stable disease，SD 或 no change，NC）：病灶强化范围较前减少 $< 50\%$ 或增加 $< 25\%$；④进展（progression of disease，PD）：病灶强化范围较前增加 $\geq 25\%$ 或出现新病灶。

（2）随访：术后半年内每月行增强 CT 或增强 MRI 扫描（有条件可行 PET-CT 检查），半年后每 3 个月行上述检查。

参考文献

[1] 郑加生，李宁，袁春旺. 影像引导肿瘤消融治疗学. 北京：人民卫生出版社，2013.

[2] 叶欣，王忠敏. 肺部肿瘤消融治疗. 北京：人民卫生出版社，2019.

第 4 章

肿瘤粒子植入治疗技术

放射治疗包括外照射与内照射两种。放射性粒子永久性植入治疗属于内照射中近距离治疗。

放射性粒子植入治疗始于 1901 年，Pirre Curie 为 Danlos 特制了植入肿瘤的镭管；1909 年，Pasleau 和 Degrais 在巴黎镭生物学实验室给前列腺癌患者经尿道导管植入镭囊；1917 年，JAMA 报道纽约纪念医院 Barringer 用手指肛诊指引，经会阴刺入导针，行前列腺放射性核素治疗，虽疗效很好，但有晚期排尿困难。20 世纪中期，Iowa 州立大学用胶体金注入治疗前列腺癌，Whitmore 切开耻骨，用直肠内手指指引，前列腺植入 ^{125}I 粒子。1965 年，纪念医院首创用 ^{125}I 治疗 B、C 期前列腺癌；1983 年，Holm 用直肠超声引导下会阴模板植入 ^{125}I 粒子治疗前列腺癌；1987 年，Blasko 和其同事首次报道了经会阴超声引导 ^{125}I 粒子治疗前列腺癌。由于粒子空间分布根据计算机计划系统决定，加之模板引导，使粒子空间分布较开放手术时代明显提高。1987 年，俄国研制开发出了初始剂量率更高（20 ～ 24cGy/h）、半衰期 17d 的 ^{103}Pd。^{103}Pd 初始剂量率为 ^{125}I 的 3 倍，8 周可以释放 95% 剂量，较 ^{125}I 具有明显的优势。1993 年，美国纪念医院首次提出前列腺癌放射性粒子治疗质量验证概念，并研制开发出计算机软件，使粒子治疗后前列腺靶区和尿道剂量计算更加精确。

1998 年 12 月，云南省第二人民医院的谢大业教授、罗开元教授是我国最早开展放射性粒子组织间近距离治疗工作的先驱，当时使用的放射性核素为英国进口 ^{125}I 粒子，采用术中直视下穿刺治疗乳腺癌、胃癌、软组织肿瘤等。2000 年，上海金山医院金护申教授利用国产治疗计划系统，开始开展术中直视下放射性粒子植入治疗肿瘤，目前已经完成近 100 多例患者治疗。2003 年，云南省第二人民医院罗开元教授报道 112 例术中直视下 ^{125}I 粒子治疗结果。

近年来，^{125}I 粒子治疗在我国广泛应用，所以本文主要针对 ^{125}I 粒子的临床应用进行概述。

第一节 肿瘤粒子植入治疗技术评审准入及流程图

一、有相关工作人员、设备设施、技术支持，填写《限制类技术临床应用能力审核申请书》

根据省卫生行政部门监制的审核申请书进行填写，项目负责人及科室负责人需于承诺书签字。承诺：①本申请书的内容均为真实信息；②严格按照《医疗技术临床应用管理办法》的有关规定，建立和完善技术应用的规章制度和操作规范，确保医疗安全；③及时整理、分析、总结病例资料及临床应用信息，按期接受评估；④如应用期间发生《医疗技术临床应用管理办法》第二十五条所规定情形的，立即暂停临床应用并上报卫生健康行政部门；⑤申请的限制类技术距上次同一限制类技术未通过临床应用能力技术审核时间未满12个月的不再申请。

我院所使用的为山西省卫生健康委员会监制的申请书，包括以下内容。

1. 医疗机构基本情况，如名称、登记号、医院性质、医院等级、法人代表、地址、联系电话、编制床位、在编人员、申报负责人、项目负责人、相应诊疗科目登记情况、相应科室设置情况等。

2. 项目所在科室情况，有科室卫生技术人员职称结构及学历结构、主要工作人员情况、项目负责人及科室负责人简况（需写明该项目的专业培训或进修经历）。

3. 项目所在科室的专用设备、设施及工作基础。场所情况包括独立病区数量、独立病床数量。其他场所名称及面积，粒子植入技术相关场所包括放疗机房、CT室、超声科、核医学科等；设备情况包括必备设备及应有设备的名称、型号及产地、台数等。必备设备有心电监护仪等，应有设备有CT机、便携式B超机、粒子植入治疗计划系统等；工作基础即综合技术情况，包括与该技术相关的已开展的项目名称、开展时间、例数、手术成功率、病例病案号等（综合技术情况是指所在科室开展的与该申请项目相关并能体现医疗技术水平的技术）。

4. 相关辅助设施情况，包括相关科室工作用房面积、病床数量、卫生标准、主要相关设备、项目相关工作人员情况等；相关的科室有放疗技术科、超声科、医学影像科、核医学科等，放疗技术科主要相关设备有模拟定位机、加速器、后装治疗机等。

5. 该项目的基本概况和可行性论证，有国内外应用情况（包括该项技术在国内外的应用时间、范围、例数及获得相关监督管理部门的准入情况）、适应证、禁忌证、不良反应、质量控制措施（严格把握适应证及禁忌证、严格按操作规程进行操作）、判定标准和评估方法（疗效评估参照WHO标准，可结合其他评价指标，如无进展生存期等）、其他医疗技术治疗同种疾病的比较（风险、疗程、疗效、费用等方面）、风险评估与应急预案。

6. 该项目相关保障制度：①术前和术后管理制度，是否严格遵守本系统疾病诊疗规范、严格遵守本诊疗技术操作规范和诊疗指南、严格掌握手术适应证和禁忌证、手术由本院具有临床应用能力的在职主治医师以上的医师决定、按照四级手术管理的技术由在职副主任医师决定和实施、是否有术前的手术方案和预防并发症的措施、是否有术后的治疗与管理方案；②告知制度，开展本手术前，是否向患者或其法定监护人、代理人告知手术目的，是否向患者或其法定监护人、代理人告知手术风险，是否向患者或其法定监护人、代理人告知术后注意事项，是否向患者或其法定监护人、代理人告知可能发生的并发症及预防措施，是否签署知情同意书；③随访制度，是否建立诊疗质量管理制度、是否建立诊疗后随访制度、是否按制度规定进行随访、是否有随访记录；④其他，包括患者须知等。

7. 本医疗机构的伦理论证报告，对该技术的原理、使用方法、疗效、目的进行阐述，说明其是否符合医学伦理学的观点和原则，并得出是否同意开展该技术的结论。

8. 医疗机构伦理委员会意见。

9. 申请单位意见。

10. 专家组意见。

11. 卫生健康行政部门意见。

二、收集以下资料

《医疗机构执业许可证》副本。

医院评审证书。

辐射安全许可证、放射诊疗许可证。

医护人员《医师执业证书》《护士执业证书》《职称证书》《结业证书》。

设备目录（粒子植入治疗计划系统、心电监护仪、CT 及超声等设备）。

设备营业执照、生产许可证、产品注册证、进口许可证等复印件。

肿瘤粒子植入技术相关药品（处理不良反应及抢救用药）说明。

医学伦理委员会审查报告复印件，内容包括项目名称、承担单位、项目负责人、职称、伦理可行性阐述等。

医学伦理委员会成员名单，包括姓名、工作单位、专业、职务、职称等情况。

粒子植入技术评审准入要求、管理流程图

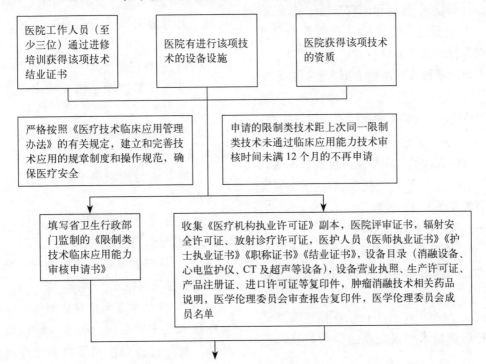

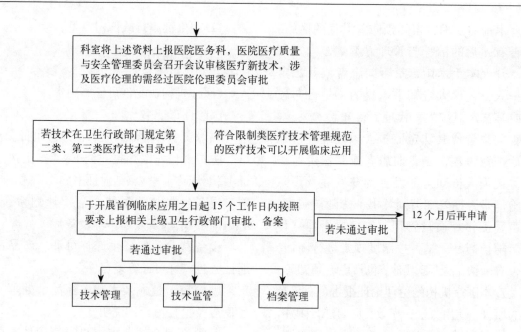

科室将上述资料上报医院医务科，医院医疗质量与安全管理委员会召开会议审核医疗新技术，涉及医疗伦理的需经过医院伦理委员会审批

若技术在卫生行政部门规定第二类、第三类医疗技术目录中

符合限制类医疗技术管理规范的医疗技术可以开展临床应用

于开展首例临床应用之日起15个工作日内按照要求上报相关上级卫生行政部门审批、备案

若未通过审批

12个月后再申请

若通过审批

技术管理

技术监管

档案管理

第二节　肿瘤粒子植入治疗质控指标

放射性粒子植入治疗技术管理规范

（2017年版）

为规范放射性粒子植入治疗技术临床应用，保证医疗质量和医疗安全，制定本规范。本规范是医疗机构及其医务人员开展放射性粒子植入治疗技术的最低要求。

本规范所称放射性粒子植入治疗技术是指恶性肿瘤放射性粒子植入治疗技术所涵盖的应用范围：包括实体肿瘤经皮影像（超声、CT、MRI等）引导下放射性粒子植入、经内镜（包括腹腔镜、胸腔镜、自然管道内镜等）放射性粒子植入、空腔脏器粒子支架置入、手术直视下放射性粒子植入。

一、医疗机构基本要求

（一）医疗机构开展放射性粒子植入治疗技术应当与其功能、任务和技术能力相适应。

（二）具有卫生计生行政部门核准登记的与开展该技术相关专业的诊疗科目，具

有影像引导技术设备（如超声、CT、MRI、内镜等）和放射粒子治疗计划系统。

（三）医疗机构应当具有《放射诊疗许可证》《放射性药品使用许可证》（第一类及以上）、《辐射安全许可证》等相关资质证明文件。

（四）治疗场地要求

1. 符合放射性粒子植入技术操作场地及无菌操作条件。

2. 全部影像引导技术设备（超声、CT、MRI、DSA）具备医学影像图像管理系统。

3. 具备进行抢救手术意外必要的急救设备和药品。

4. 具备符合国家规定的放射性粒子保管、运输设施，并由专人负责。

（五）按照国家有关放射防护标准制订防护措施并认真落实。

（六）有至少2名具有放射性粒子植入治疗技术临床应用能力的本医疗机构注册医师，有经过放射性粒子植入治疗相关知

识和技能培训并考核合格的、与开展本技术相适应的其他专业技术人员。

二、人员基本要求

（一）开展放射性粒子植入治疗技术的医师。

1. 取得《医师执业证书》，执业范围为开展本技术相关专业的本医疗机构注册医师。

2. 有 5 年以上开展本技术相关专业临床诊疗工作经验，具有副主任医师以上专业技术职务任职资格（开展口腔颌面部恶性肿瘤放射性粒子植入治疗，应当有 5 年以上口腔颌面外科或头颈肿瘤外科临床诊疗工作经验）。

3. 经过省级卫生计生行政部门指定的培训基地关于放射性粒子植入治疗相关专业系统培训，具备开展放射性粒子植入治疗技术能力。

（二）治疗计划制订人员

取得《医师执业证书》，执业范围为开展本技术相关专业的本医疗机构注册医师。熟练掌握放射性粒子植入技术治疗计划系统。

（三）其他相关卫生专业技术人员

经过放射性粒子植入治疗相关专业系统培训，满足开展放射性粒子植入治疗技术临床应用所需相关条件的放射物理师等相关人员。

三、技术管理基本要求

（一）严格遵守肿瘤诊疗技术操作规范和诊疗指南，严格掌握放射性粒子治疗技术的适应证和禁忌证。

（二）术前根据患者病情，由患者主管医师、实施放射性粒子治疗的医师、放射物理师等相关治疗计划制订人员制订放射性粒子植入治疗计划。全部技术操作均在心电、呼吸、血压、脉搏、血氧饱和度监测下进行。术后按照操作规范要求实施治疗技术质量验证和疗效评估。术后放射剂量验证率应当 > 80%。

（三）实施肿瘤放射性粒子植入治疗前，应当向患者及其家属告知手术目的、手术风险、术后注意事项、可能发生的并发症及预防措施等，并签署知情同意书。

（四）建立肿瘤放射性粒子植入治疗后随访制度，并按规定进行随访、记录。

（五）根据《放射性同位素与射线装置安全和防护条例》《放射性药品管理办法》等放射性物质管理规定，建立放射性粒子采购、储存、使用、回收等相关制度，并建立放射性粒子使用登记档案，保证粒子的可溯源性。

（六）建立放射性粒子遗落、丢失、泄漏等情况的应急预案。

（七）医疗机构按照规定定期接受环境评估，相关医务人员按照规定定期接受放射性防护培训及体格检查。

（八）建立病例信息数据库，在完成每例次放射性粒子植入治疗后，应当按要求保留并及时上报相关病例数据信息。

（九）医疗机构和医师定期接受放射性粒子植入治疗技术临床应用能力评估，包括病例选择、治疗有效率、严重并发症、药物不良反应、医疗事故发生情况、术后患者管理、患者生存质量、随访情况和病历质量等。

（十）其他管理要求

1. 使用经国家食品药品监督管理总局批准的放射性粒子及相关器材，不得违规重复使用与放射性粒子相关的一次性医用器材。

2. 建立放射性粒子入库、库存、出库登记制度，保证放射性粒子来源去向可追溯。在实施本技术的患者住院病历中留存放射性粒子相关合格证明文件。

四、培训管理要求

（一）拟开展放射性粒子植入治疗技术的医师培训要求。

1.应当具有《医师执业证书》，具有主治医师及以上专业技术职任职资格。

2.应当接受至少3个月的系统培训。在指导医师指导下，参与放射性粒子植入术30例以上，并参与30例以上放射性粒子植入患者的全过程管理，包括术前诊断、术前计划、植入技术、术后验证、围术期管理、随访等，并考核合格。

3.在境外接受放射性粒子植入技术培训3个月以上，有境外培训机构的培训证明，并经省级卫生计生行政部门指定的培训基地考核合格后，可以视为达到规定的培训要求。

4.本规范印发之日前，从事临床工作满10年，具有副主任医师专业技术职务任职资格，近5年独立开展放射性粒子植入治疗技术临床应用不少于100例，未发生严重不良事件的，可免于培训。

（二）培训基地要求

1.培训基地条件　省级卫生计生行政部门指定放射性粒子植入治疗技术培训基地。培训基地应当具备以下条件。

（1）三级甲等医院，符合放射性粒子植入治疗技术管理规范要求。

（2）开展放射性粒子植入技术不少于8年，具有符合放射性粒子植入治疗技术要求的病房床位数不少于30张。

（3）近3年每年开展放射性粒子植入病例不少于200例。

（4）有不少于4名具有放射性粒子植入治疗技术临床应用能力的指导医师，其中至少2名具有主任医师以上专业技术职务任职资格。

（5）有与开展放射性粒子植入技术培训工作相适应的人员、技术、设备和设施等条件。

2.培训工作基本要求

（1）培训教材和培训大纲满足培训要求，课程设置包括理论学习、临床实践。

（2）保证接受培训的医师在规定时间内完成规定的培训。

（3）培训结束后，对接受培训的医师进行考试、考核，并出具是否合格的结论。

（4）为每位接受培训的医师建立培训及考试、考核档案。

放射性粒子植入治疗技术临床应用质量控制指标

一、植入指征正确率

1.定义　放射性粒子植入治疗技术应用适应证选择正确的例数占同期放射性粒子植入治疗总例数的比例。

2.意义　反映医疗机构开展放射性粒子植入技术时严格掌握适应证的程度，是反映医疗机构放射性粒子植入技术医疗质量的重要过程性指标之一。

二、术前制订治疗计划率

1.定义　术前制订治疗计划（TPS）是指放射性粒子植入治疗前，根据患者影像学表现和病理学类型，使用放射性粒子植入治疗计划系统完成植入治疗计划（包括靶区设计、处方剂量、粒子活度等）的制订工作。术前制订治疗计划率，是指放射性粒子植入治疗前，完成植入治疗计划的患者例数占同期放射性粒子植入治疗总例数的比例。

2.意义　体现术前对患者病情整体评估，并根据患者病情确定适宜治疗方案的情况，是反映医疗机构放射性粒子植入治疗技术医疗质量的重要过程性指标之一。

三、术后放射剂量验证率

1.定义　术后放射剂量验证是指放射性粒子植入术后进行影像学检查，并通过放射性粒子植入治疗计划系统完成放射剂量验证。术后放射剂量验证率是指放射性粒子植入治疗后，完成术后放射剂量验证的患者例数占同期放射性粒子植入治疗总例数的比例。

2.意义　体现术后对患者病情整体评估情况，是反映医疗机构放射性粒子植入治疗技术医疗质量的重要过程性指标之一。

四、术中及术后 30d 内主要并发症发生率

意义　体现放射性粒子植入治疗技术安全性，是反映医疗机构放射性粒子植入治疗技术医疗质量的重要结果指标之一。

五、放射性粒子植入治疗有效率

1.定义　放射性粒子植入治疗有效是指对放射性粒子植入术后进行疗效评价，按照实体瘤疗效评价新标准（response evaluation criteria in solid tumors，RECIST）达到完全缓解、部分缓解、肿瘤稳定状态。放射性粒子植入治疗有效率，是指放射性粒子植入治疗有效的患者例数占同期放射性粒子植入治疗总例数的比例。

2.意义　反映医疗机构开展放射性粒子植入技术的效果，是反映医疗机构放射性粒子植入技术医疗质量的重要结果指标之一。

六、术后 30d 内全因死亡率

1.定义　放射性粒子植入术后 30d 内死亡患者（不论何种原因）例数占同期放射性粒子植入治疗总例数的比例。

2.意义　体现放射性粒子植入治疗技术的安全性，是反映医疗机构放射性粒子植入治疗技术医疗质量的重要结果指标之一。

七、患者随访率

1.定义　放射性粒子植入治疗后，各随访时间点完成随访的例次数占同期放射性粒子植入治疗总例次数的比例。

2.意义　反映医疗机构对放射性粒子植入治疗出院患者的长期管理水平。

八、患者术后生存率

1.定义　放射性粒子植入治疗后某一时间（2 个月、4 个月、半年、1 年、2 年）随访（失访者按未存活患者统计），尚存活的患者数占同期放射性粒子植入治疗患者总数的比例。

2.意义　反映医疗机构开展放射性粒子植入治疗的长期治疗效果。

九、注意

1.应用放射性粒子植入治疗技术应当符合肿瘤临床分期的诊断指标　包括：①局部晚期肿瘤已失去手术机会（前列腺癌除外）；②肿瘤最大径 < 7 cm；③手术后、放疗后肿瘤复发或转移，肿瘤转移灶数目 < 5 个，单个转移灶直径 < 5cm；④患者一般身体状况卡氏评分 70 分以上；⑤拟经皮穿刺者有进针路径；⑥肿瘤空腔脏器（食管、胆管、门静脉等）出现恶性梗阻；⑦无严重穿刺禁忌证；⑧患者预计生存期 > 3 个月；⑨患者拒绝其他治疗。①～③项指标中至少符合 2 项，且④～⑨项指标中至少符合 3 项即为适应证选择正确。

2.主要并发症包括穿刺相关和放射性损伤相关并发症　①穿刺相关主要并发症包括：与穿刺相关的感染、出血、气胸、神经损伤，气胸发生率仅用于肺部实体肿瘤放射性粒子植入病例，神经损伤发生率仅用于坐骨神经等周围神经干区域肿瘤放射性粒子植入病例；②放射性粒子植入治疗可能造成粒子植入区域及周围小范围组织放射性损伤，主要包括皮肤溃疡、放射

性肺炎、放射性脊髓炎、放射性膀胱炎、放射性肠炎、脑坏死。皮肤溃疡发生率仅用于浅表肿瘤放射性粒子植入病例。放射性肺炎发生率仅用于肺部实体肿瘤放射性粒子植入病例。放射性脊髓炎发生率仅用于骨组织或其邻近组织实体肿瘤放射性粒子植入病例。放射性膀胱炎发生率仅用于盆腔实体肿瘤放射性粒子植入病例。放射性肠炎发生率仅用于腹腔脏器肿瘤放射性粒子植入病例。放射性脑坏死发生率仅用于颅内肿瘤放射性粒子植入病例。

3.实体瘤疗效评价新标准主要包括以下几项 ①完全缓解：所有靶病灶消失，无新病灶出现，且肿瘤标志物正常，至少维持4周；②部分缓解：靶病灶最大径之和减少>30%，至少维持4周；③肿瘤稳定：靶病灶最大径之和缩小未达到部分缓解，或增大未达到肿瘤进展；④肿瘤进展：靶病灶最大径之和至少增加20%，或者出现新病灶。

放射性粒子植入治疗随访的国际标准：治疗后半年内每2个月1次，治疗后半年至2年每3个月1次，治疗后2～5年每半年1次，5年后每年1次。

第三节 肿瘤粒子植入治疗医院感染制度

1.认真贯彻执行《中华人民共和国传染病防治法》《医院感染管理办法》及《医疗机构消毒技术规范》等有关规定，医院感染管理是院长的重要职责，是医院质量与安全管理工作的重要组成部分。

2.每年至少一次讨论在贯彻医院（医院感染部分）的质量方针和落实质量目标、执行质量指标过程中存在的问题，提出改进意见与措施，并有反馈记录文件。

3.院感科工作人员定期或不定期深入病房及核医学科，对医院的清洁、消毒灭菌与隔离、无菌操作技术、医务人员手卫生、医务人员职业卫生防护、医疗废物管理等工作进行监督指导。

4.对医院感染及其相关危险因素进行监测、统计分析和反馈，避免漏报。分析评价监测资料，并及时向有关科室和人员反馈信息，采取有效控制措施，减少各种感染的危险因素，降低感染率，控制医院感染暴发，将院内感染率控制在10%以内。

5.每季度一次对消毒药械和一次性使用医疗器械、器具的相关证明进行抽样审核，杜绝无证物品进入库房。

6.经常与检验科保持联系，了解微生物学的检验结果及抗菌药物耐药等情况，进行统计分析，为临床合理应用抗菌药物提供科学依据。

7.按照《医院感染管理办法》和消毒供应中心两规一标的要求严格执行医疗器械、器具的清洗、消毒灭菌工作技术规范。对一次性使用的医疗器械、器具进行监督管理，严禁重复使用。

8.执行《抗菌药物临床应用指导原则》和我院抗菌药物分级使用管理等规章制度。每月对临床抗菌药物的使用进行监督管理。

9.按照《医疗废物管理条例》《医疗卫生机构医疗废物管理办法》的规定对医疗废物的管理提供指导。制定各项规章制度及应急预案，监督执行。

10.对医院职工进行与本职工作相关的医院感染预防和控制的培训。落实医院感染管理规章制度、工作规范和要求。

肿瘤粒子植入术感染管理规范流程图

```
                                              ┌──────────────────┐
                                         ┌───→│  医院的清洁        │
                                         │    └──────────────────┘
                          ┌──────────┐   │    ┌──────────────────┐
                 ┌───────→│监督指导   │   ├───→│  消毒灭菌与隔离     │
                 │        └──────────┘   │    └──────────────────┘
         ┌───────────┐                   │    ┌──────────────────┐
         │定期或不定  │                   ├───→│  无菌操作技术       │
     ┌──→│期深入病房  │───────────────────┤    └──────────────────┘
     │   │及核医学科  │                   │    ┌──────────────────┐
     │   └───────────┘                   ├───→│  医务人员手卫生     │
     │                                   │    └──────────────────┘
     │                                   │    ┌──────────────────┐
     │                                   ├───→│  医务人员职业卫生防护 │
     │                                   │    └──────────────────┘
     │                                   │    ┌──────────────────┐
     │                                   └───→│  医疗废物管理       │
     │                                        └──────────────────┘
```

对医院感染及其相关危险因素进行监测、统计分析和反馈，采取有效控制措施，降低感染率

- 库房 →　每季度一次对消毒药械和一次性使用医疗器械、器具的相关证明进行抽样审核

- 检验科 →　了解微生物学的检验结果及抗菌药物耐药等情况，进行统计分析

- 消毒供应中心 →　严格执行医疗器械、器具的清洗、消毒灭菌工作技术规范，对一次性使用的医疗器械、器具进行监督管理，严禁重复使用

院感科

- 根据《抗菌药物临床应用指导原则》、抗菌药物分级使用管理 →　对临床抗菌药物的使用进行监督管理

- 根据《医疗废物管理条例》《医疗卫生机构医疗废物管理办法》 →　对医疗废物的管理提供指导。制定各项规章制度及应急预案，监督执行

- 院办 →　每年至少一次讨论在贯彻医院感染的质量方针和落实质量目标、执行质量指标过程中存在的问题，提出改进意见与措施，反馈记录文件

第四节　肿瘤粒子植入治疗消毒灭菌制度

1. 认真贯彻执行《医院感染管理办法》《医疗机构消毒技术规范》，做好医院感染管理工作，以保障人民群众的医疗安全。

2. 医务人员上班时不留长指甲，不戴戒指、手镯，并保持手部皮肤的清洁；接触每一位患者前后、进行每一项诊疗操作前后均应洗手，或用手消液涂擦双手。必要时进行手的消毒及戴手套。

3. 保持室内空气的清新，每日开窗通

91

风，必要时进行空气消毒。Ⅰ、Ⅱ类环境应进行空气消毒。

4.医务人员必须遵守消毒灭菌原则，进入人体组织器官、腔隙，或接触人体破损皮肤、破损黏膜、组织的诊疗器械、器具和物品应进行灭菌；接触完整的皮肤、完整黏膜

的诊疗器械、器具和物品应进行消毒。

5.可复用的医疗器材和物品，统一由供应室回收、清洗、消毒或灭菌。特殊感染患者用过的医疗器械和物品，应先消毒，再清洗，再消毒或灭菌。所有的医疗器械在检修前应先经消毒或灭菌处理。

肿瘤粒子植入术消毒灭菌流程图

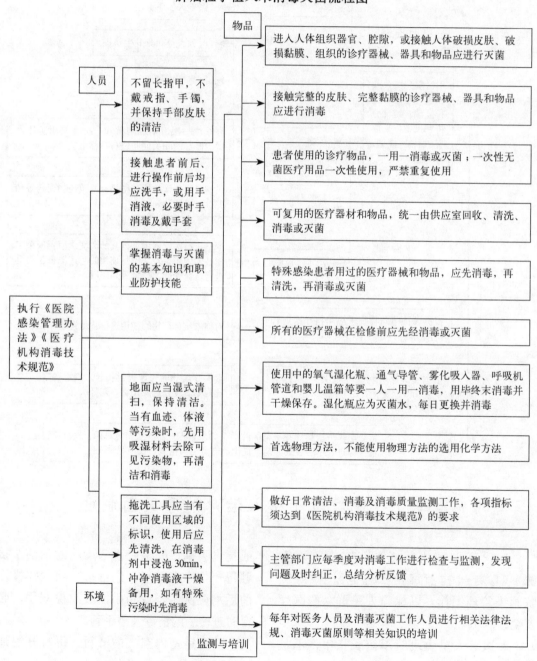

6. 患者使用的诊疗物品，一用一消毒或灭菌；一次性无菌医疗用品一次性使用，严禁重复使用。

7. 根据物品的性能选用物理或化学方法进行消毒灭菌。首选物理方法，不能使用物理方法的选用化学方法。

8. 根据情况选用消毒、灭菌剂，保持使用中的消毒、灭菌剂的有效浓度，并做好监测。更换消毒、灭菌液时，必须对所用容器进行消毒灭菌处理。

9. 使用中的氧气湿化瓶、通气导管、雾化吸入器、呼吸机管道和婴儿温箱等要一人一用一消毒，用毕终末消毒并干燥保存。湿化瓶应为灭菌水，每日更换并消毒。

10. 地面应当湿式清扫，保持清洁。当有血迹、体液等污染时，先用吸湿材料去除可见污染物，再清洁和消毒。拖洗工具应当有不同使用区域的标识，使用后应先清洗干净，在消毒剂中浸泡 30min，冲净消毒液干燥备用，如有特殊污染时先消毒。

11. 各科室、各部门须认真做好日常清洁、消毒及消毒质量监测工作，各项指标须达到《医院机构消毒技术规范》的要求。

12. 主管部门应每季度对消毒工作进行检查与监测，发现问题及时纠正，总结分析反馈。

13. 每年对医务人员及消毒灭菌工作人员进行相关法律法规、消毒灭菌原则等相关知识的培训。

14. 医务人员应掌握消毒与灭菌的基本知识和职业防护技能。

第五节　肿瘤粒子植入治疗护理规范

一、术前护理

1. 按内科一般护理常规。

2. 心理护理，完善各项检查，准备好一路浅静脉留置针。

3. 呼吸道和肠道准备，预防感冒与咳嗽，训练患者掌握屏气法和使用便器，术前 8h 禁食、禁饮，更换手术衣裤。

4. 准备好手术需要的药物与器械。

5. 术前 30min，遵医嘱使用镇静药、镇痛药。

二、术中护理

1. 协助患者摆放体位为平卧位，配合医师进行皮肤消毒及局麻工作。

2. 安慰患者，做好心理护理。

3. 密切观察患者脉搏、呼吸、血压及有无造影剂过敏等病情变化。

4. 术毕拔针观察穿刺点有无出血，按压 3～5min 再予无菌敷料包扎。

三、术后护理

1. 体位　平卧休息 48h，避免穿刺部位受压，心电监护 24h。

2. 病情观察　观察穿刺部位敷料情况；生命体征意识等病情变化；术后并发症：发热、恶心、呕吐、疼痛。

3. 饮食　术后清淡饮食。

4. 用药　遵医嘱静脉抗感染、止血、营养治疗。

5. 心理护理　鼓励患者保持乐观情绪，积极配合治疗。

肿瘤粒子植入治疗护理规范流程图

```
                    ┌─────────────────────────────────────────┐
                ┌──→│ 心理护理，备静脉留置针                      │
                │   └─────────────────────────────────────────┘
                │   ┌─────────────────────────────────────────┐
                ├──→│ 呼吸道和肠道准备：术前8h禁食、禁饮，更换手术衣裤 │
         ┌──────┤   └─────────────────────────────────────────┘
         │术前护理│  ┌─────────────────────────────────────────┐
         └──────┤──→│ 准备好手术需要的药物与器械                   │
                │   └─────────────────────────────────────────┘
                │   ┌─────────────────────────────────────────┐
                └──→│ 术前30min，遵医嘱使用镇静药、镇痛药          │
                    └─────────────────────────────────────────┘

                    ┌─────────────────────────────────────────┐
                ┌──→│ 协助患者摆放体位                            │
                │   └─────────────────────────────────────────┘
         ┌──────┤   ┌─────────────────────────────────────────┐
         │术中护理│──→│ 密切观察患者生命体征及有无造影剂过敏等病情变化 │
         └──────┤   └─────────────────────────────────────────┘
                │   ┌─────────────────────────────────────────┐
                └──→│ 安慰患者，做好心理护理                       │
                    └─────────────────────────────────────────┘

                    ┌─────────────────────────────────────────┐
                ┌──→│ 平卧休息24h，心电监护24h                    │
                │   └─────────────────────────────────────────┘
                │   ┌─────────────────────────────────────────┐
         ┌──────┤──→│ 观察患者生命体征、意识等变化及术后并发症       │
         │术后护理│  └─────────────────────────────────────────┘
         └──────┤   ┌─────────────────────────────────────────┐
                ├──→│ 遵医嘱静脉抗感染、止血、营养治疗              │
                │   └─────────────────────────────────────────┘
                │   ┌─────────────────────────────────────────┐
                └──→│ 鼓励患者保持乐观情绪，积极配合治疗            │
                    └─────────────────────────────────────────┘
```

第六节　肿瘤粒子植入治疗应急预案

与防范其他所有医疗风险一样，对于放射性粒子治疗技术潜在风险防范也应该是一种有效的、可操作的质量管理模式。针对放射性粒子植入治疗中各种潜在的医疗风险及其原因。我们认为，防范风险的核心在于提高治疗的质量，这是一个永恒的主题，围绕提高放射性粒子治疗手术质量，我们必须从管理体制、医疗规章制度、医护人员基础培训等源头寻找缺陷并加以改进，加强医患沟通、正确选择适应证、提高医师放射性粒子植入治疗手术操作水平及强化设备器械管理，是治疗医疗风险

防范成功的重要保证。

1. 围术期与患者的充分沟通，良好的医患交流沟通对于患者的心理、身体状况评估和治疗预后非常重要。医患沟通的基础有以下几点：耐心的倾听、扎实的专业知识及和谐的医患关系。医师对患者的所有相关信息都要谨慎对待，要想使医患沟通充分有效，必须使患者感觉到他对于自身问题能够充分知情并参与到针对自己治疗方案的讨论中。

2. 加强粒子植入治疗技术的培训，夯实基础，不断学习，对医师的选拔必须实

行严格的准入制度、督导制度和规范化的培训制度。

3. 严格管理放射性粒子治疗相关手术器械与设备，并且保证设备、器械的良好工作状态。

4. 严格掌握综合手术指征，术前充分评估患者的状态，排除手术禁忌证。

第七节　肿瘤粒子植入治疗随访制度

1. 随访范围　出院后需院外继续治疗、康复、定期复诊的患者。

2. 责任人与职责　以"谁主管、谁负责"为原则，设主管医师为第一责任人，负责随访工作。科主任对住院医师的患者随访情况每月至少检查一次，对没有按要求进行随访的医务人员进行督促整改。

3. 随访时间　根据患者病情和治疗需要而定，治疗用药不良反应较大、病情复杂和危重的患者出院后应随时随访，一般需长期治疗的慢性患者或疾病恢复慢的患者出院 2～4 周应随访一次，此后据病情需要进行随访。

4. 随访方式

（1）电话随访，主管医师对所管患者进行适时的电话随访。

（2）咨询服务，需将科室电话、医院预诊电话或总值班电话、特殊情况特殊患者可将主管医师或科室主任电话告知患方，以便患者咨询。

（3）书信随访。

（4）预约诊疗，主管医师根据病情需要，采取预约方式，对所管出院患者进行定期或不定期的诊疗及指导；主管医师不在时科室主任可指定其他医师进行诊疗及指导。

5. 随访的内容

（1）了解患者出院后的治疗效果、病情变化和恢复情况，指导如何用药、如何康复、何时回院复诊等医疗信息。

（2）了解患者住院期间，对就医环境、医护人员服务态度、医疗效果满意度等服务信息。

（3）听取患者意见或建议。

6. 随访注意事项

（1）随访医师或被咨询医务人员应仔细听取患者及家属意见，诚恳接受批评，采纳合理化建议，做好随访记录。

（2）随访中，对患者的询问、意见，如不能当即答复，应告知相关科室的电话号码或帮忙预约专家。

（3）随访后对患者再次提出的意见、要求、建议、投诉，及时逐条整理综合，与相关部门进行反馈，并有处理意见和处理结果。

（4）若患者已死亡，则向其亲属了解死亡的时间和死亡原因，结束随访。

（5）要建立出院患者随访信息登记电子档案，内容应包括患者姓名、性别、年龄、病历号、职业、科室、经管医师、入出院日期、入院诊断、出院诊断、联系电话、家庭详细地址等内容，由患者本次住院期间的经管医师负责填写。

随访管理流程图

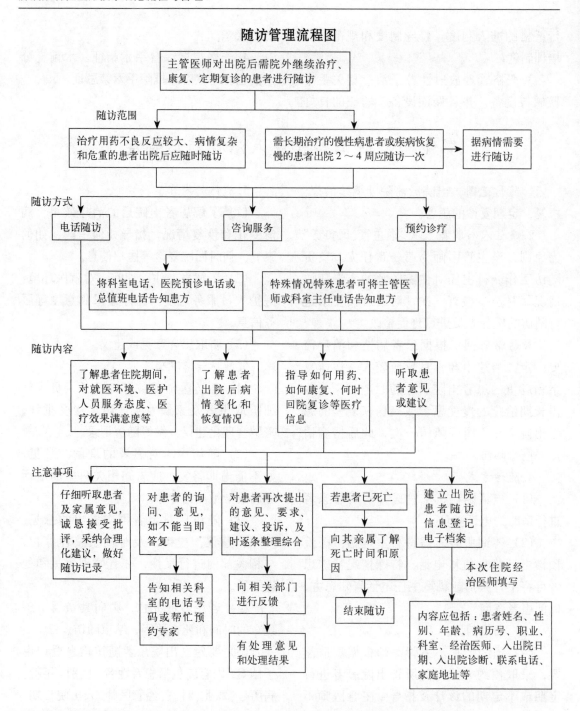

第八节　肿瘤粒子植入治疗《知情同意书》

例：

××医院放射性粒子植入治疗知情同意书

姓名：_____　性别：____　年龄：____　住院号：_____　科室：____　床号：_____

疾病介绍和治疗建议：

患者因患有_____，建议进行：放射性粒子植入治疗。

治疗目的：□根治性治疗，□姑息性治疗，□其他。

预期效果：□疾病获得控制，□疾病部分控制，□疾病未控制。

　　　　　□症状完全缓解，□症状部分缓解，□症状未缓解。

　　放射性粒子植入治疗是治疗恶性肿瘤的一种重要方法。放射性粒子在杀灭肿瘤细胞的同时也损伤正常细胞，引起放射性粒子植入局部或全身的毒副作用，甚至导致严重并发症。

- -

治疗的潜在风险：

　　患者在放射性粒子植入治疗期间可能发生如下风险，有些不常见风险可能没有在此列出；具体的治疗方式及方案根据不同患者的情况有所不同。患者可与医师讨论有关其病情和手术的相关问题，如果患者有其他疑问，也可以与医师讨论。

1. 任何治疗都存在风险。

2. 任何所用药物都可能产生不同程度的不良反应，包括轻度的恶心、皮疹等症状到严重的过敏性休克，甚至危及生命。

3. 此放射性粒子植入治疗方案可能发生的风险。

（1）全身反应：发热、乏力等。

（2）穿刺部位：感染、出血、疼痛等。

（3）肿瘤邻近大血管时，瘤体退缩、撕裂血管导致大出血。

（4）粒子移位：游移至心、脑、肺、肝等部位，导致重要脏器栓塞。

（5）放射性粒子、一次性穿刺针费用自付。模板为自费项目。

公费医疗、医疗保险患者，此次手术自理费用约_____元。

（6）放射性粒子植入治疗的麻醉方式为_____，可能出现麻醉意外。

（7）放射性粒子植入治疗的方式为穿刺方式，因危险器官或骨骼影响可能导致穿刺部位所种植粒子分布不满意。

（8）放射性粒子植入治疗属于局部治疗，只对放射性粒子植入部位肿瘤有治疗作用。

（9）肿瘤未控、疗效不佳，甚至病情进展造成症状加重、全身多发转移。

（10）皮肤、黏膜反应、皮肤色素沉着、黏膜炎、局部组织刺激及破溃、疼痛。皮肤、黏膜反应严重。

（11）头颈、颅内肿瘤、脑神经损伤、周围神经损伤、脑坏死、脑水肿等。

（12）胸部肿瘤，气胸、血胸、肺栓塞、周围神经损伤、局部纤维化等。气胸、血胸严重者可能需要胸腔引流，甚至外科手术。

（13）空腔脏器肿瘤，黏膜炎症、出血、穿孔、溃疡等。严重者需外科手术。

（14）胰腺癌，胰瘘、胰腺出血、胰腺炎、腹水等，严重者需外科手术。

（15）肝肿瘤，气胸、血胸、血气胸、化学性腹膜炎、转氨酶升高、黄疸、肝衰竭等。

（16）泌尿系肿瘤，尿路刺激（尿频、尿急、尿痛）、血尿、膀胱炎、尿道狭窄、性功能下降、输尿管损伤、肾衰竭、女性月经异常、不孕不育、周围神经损伤等。

（17）骨骼穿刺的患者可能导致病理性骨折、周围神经损伤，严重者影响感觉及运动功能。

（18）静脉血栓形成，血栓脱落导致肺栓塞、血栓性静脉炎、局部疼痛、肢体肿胀等。

（19）除此之外，极少数患者可能出现猝死。

（20）放射性核素植入治疗严格按照国家法律、法规执行，术后防护请在专科医务人员指导下进行。

（21）部分病例因植入部位为开放性腔道，如口腔、阴道等，放射性粒子不易固定而脱落；部分病例因肿瘤坏死、粒子随之脱落，可暂时存放于金属容器内（如铅容器），尽快返还医院进行放射性物质处理，不另行返还粒子费用。

（22）因病情需要，采集患者植入病灶部位标本，送检病理检查。

4.如果患者患有高血压、心脏病、糖尿病、肝肾功能不全、静脉血栓性疾病等疾病或者有吸烟史，以上这些风险可能会加大，出现病情加重或心脑血管意外，甚至死亡。

5.如果放射性粒子植入治疗过程中患者的体位不当或不遵医嘱，可能影响放射性粒子植入治疗效果。

特殊风险或主要高危因素：

根据患者个人病情，针对本次放射性粒子近距离治疗，其可能出现以下特殊并发症或风险：_____

一旦发生上述风险和意外，医师会采取积极应对措施，但不能保证取得期望效果。

其他的治疗方案：

根据我们对您病情的分析，建议你采用我们向你推荐的治疗方案。

谈话医师：　　　　　　　　　　经治医师：　　　　　　　　患者签名：

签名日期：　　　年　　　月　　　日

第九节　肿瘤粒子植入治疗临床应用

一、概述

不同种类的放射性粒子的半衰期不同，临床应用的适应证及分期也有区别。^{125}I 的半衰期为 60.2d，是 ^{103}Pd 半衰期的 3.5 倍。^{125}I 的半衰期长，正常组织耐受较好，防护要求低，常用于增殖较慢、分化较好的肿瘤，^{103}Pd 的半衰期较短，使受损伤的癌细胞修复减少，肿瘤再增殖及再分布减少，常用于治疗分化差、恶性程度高的肿瘤。

放射性粒子植入需要有精确的剂量计算及治疗计划，特别要求植入后进行再次治疗计划（postplan）验证，确保植入的剂量准确无误。粒子植入要求放射治疗、外科或相关科室、放射物理、放射技术等专业人员密切合作，并需经过专业培训熟练操作。

植入放射性粒子的排列方式有两种。第一种是整齐排列，横竖均成行列。这种粒子植入的方法也称为"巴黎原则"，其剂量分布肯定中心为高剂量区，除非使用不同活度的粒子，边缘植入高活度粒子，而中心植入活度较低的粒子，才能校正剂量的均匀性。第二种是边缘密集中心稀疏的植入方法，使剂量分布更均匀。这种方法在临床使用最多的是前列腺癌粒子植入治疗，因多需保护前列腺中心的尿道，因此中心稀疏的植入方法，使尿道周围形成低剂量分布区。临床使用哪种方法更合理，需根据病情个体化设计。

放射性粒子植入后的剂量分布取决于四个条件：①选择使用的放射性核素种类；②放射性粒子的活度；③植入的粒子数；④粒子植入的位置。上述四个条件均为变量，可按患者治疗的实际需要进行调整，在不同的治疗计划中有不同的体现。粒子植入后的剂量分布，按放射源的距离平方呈反比方式下降，源表面的剂量最高，随距离增加，剂量迅速下降，但落差梯度逐渐减缓。距源 1 ～ 2cm 的剂量变化为 4 倍，距源 3 ～ 4cm 只差 1.8 倍，距源 2 ～ 4cm 的剂量减小为 80% ～ 93%。

适宜粒子植入治疗的病种十分广泛，包括脑胶质瘤、脑转移瘤、脑膜瘤、鼻咽肿瘤、眶内肿瘤、口咽癌、舌癌、口底癌、颊黏膜癌、颈部转移癌、肺癌、胸膜间皮瘤、乳腺癌、胰腺癌、胆管癌、肝癌、前列腺癌、妇科肿瘤、软组织和骨肿瘤。

1. 适应证

（1）临床诊断为恶性肿瘤患者；局部肿瘤且为实体病灶。

（2）需要保留重要功能性组织或手术将累及重要脏器的肿瘤。

（3）拒绝进行根治手术、无法手术或用其他治疗方法无效的肿瘤患者。

（4）预防术中（后）残留肿瘤病灶的局部扩散或区域性扩散。

（5）转移性肿瘤或术后孤立转移灶已失去手术机会者。

（6）局部进展期肿瘤需粒子植入与外照射综合治疗。

（7）局部进展期难以用局部治疗方法控制，或有远位转移但局部有严重症状者，为达到姑息治疗目的，也可行粒子植入治疗。

2. 具备条件

（1）一支有素质并受过专业培训的多学科协作团队。

（2）具有一定规模的综合性医院。

（3）有经国家食品药品监督管理局（SFDA）批准上市的放射性核素粒子源的供应。

（4）有核医学科，配置有辐射监测仪。

3. 禁忌证

（1）一般情况差，恶病质或不能耐受治疗者。

（2）肿瘤并发感染和有大范围溃疡、坏死者。

（3）估计患者寿命不能等待疗效出现。

4. 治疗原则

（1）严格掌握临床适应证和禁忌证。

（2）粒子植入前应通过近期 CT、MRI 或 B 超了解病灶与周围重要器官的关系。

（3）治疗前应对 10% 放射性粒子进行测定，允许测量结果偏差在 ±5% 以内。

（4）应有放射粒子植入计划设计及剂量分布。

（5）治疗后应拍 CT 片进行验证了解粒子重建和剂量分布情况，如发现有稀疏或遗漏应拟定计划择期补种，以期与植入前治疗计划相符。

（6）放射性粒子植入之后，如果需要配合外照射或化疗者，应在第一个半衰期内给予外照射的相应生物学剂量或化疗方案，并告知患者或亲属。

5. 操作流程　对各种不同肿瘤的粒子植入治疗有不同的具体方法，首先要明确肿瘤的形态、位置、大小及与邻近器官、血管的关系。因此，植入治疗前或术中应用 CT、MRI、超声或 PET/CT 影像学确定靶区；由于粒子种植在三维空间进行，每种放射性粒子物理特性不同，对每种核素需要特定的三维治疗计划系统进行治疗计划设计，进行模拟粒子种植的空间分布。应用治疗计划系统（TPS）制订治疗前计划（preplan），确定植入导针数、导针位置和粒子数；选择粒子种类及单个粒子活度，计算靶区总活度，预期靶区剂量分布，包括肿瘤及周围危险器官的剂量分布，指导临床粒子种植。常用粒子植入治疗有四种方式。

（1）模板种植，采用三维立体定向放射治疗计划系统（TPS），其由 TPS、立体定向粒子植入治疗定位系统、射线防护与监测系统和配件等组成。使得射线形成的剂量场的"热区"与肿瘤的治疗区相配，而使得正常组织尤其是重要敏感器官处于剂量场的"冷区"。

（2）B 超和 CT 引导下穿刺植入，根据 B 超和 CT 扫描获得病灶图像进行模拟粒子植入的空间分布，决定粒子植入数目和靶区及周围危险器官的剂量分布，指导临床放射性核素籽粒源组织间植入。

（3）术中植入，对于术中残存肿瘤组织直接用穿刺针将籽粒源植入瘤体，手术中加用植入放射性籽粒源是治疗方法中最常用的途径，所起到的最大效果是整体杀灭肿瘤。

（4）腔镜引导下植入。

6. 辅助设备

（1）植入器：美国公司生产的笔式粒子植入枪，配有 10 个粒子储存仓，每个仓内存有 10 颗粒子。植入枪的前端连接粒子植入针，后端是撞针，通过撞针的推送将粒子植入体内。枪上配有旋钮，控制进针距离。主要适用于术中治疗和前列腺癌的治疗。

我国研制开发的植入器有转盘式和软导管式两种。内装 30 颗粒子，转盘式植入器撞针与植入器分离，通过撞针将转盘内粒子推入瘤体内，适用于除前列腺癌以外的其他系统肿瘤的治疗。软导管式植入器适用于各种腔镜引导下粒子植入治疗。

（2）植入针：直径一般为 18G，设计内有针芯，外有套管，针芯略长于套管，确保粒子能够推出。末端根据植入器种类，设计成不同类型，主要是便于连接，治疗时保证不脱落。粒子针套管有的设计有刻度，方便使用，有的没有刻度。针的长度有长针和短针两种，长针适用于体内深部肿瘤治疗，短针适用于人体浅表肿瘤治疗，临床使用尖端棱形和带刻度的粒子针更具优势。

（3）固定穿刺架

①颅内肿瘤的固定穿刺架：用于颅内肿瘤立体定向功能的固定架具有三维立体导航功能，确保粒子治疗空间分布均匀。

②前列腺癌固定穿刺架：前列腺癌粒子治疗固定架有 3 种。万向节固定架：优点是结构设计简单，操作方便，可与任何手术床连接，实用性强。落地式固定架：优点是移动灵活，缺点是术中容易碰撞，位置容易移动。联体式固定架：优点是固定性好，缺点是操作烦琐，需要特殊手术床与之匹配。

（4）超声与探头

①双平面探头：前列腺癌治疗时需要借助经直肠超声探头获取前列腺图像，因此探头要求具有横切、纵切扫描功能，超声内要同时配有模板软件，与治疗计划完全匹配。

②术中探头：术中治疗时需要配备具有术中探头的超声，一般直肠探头即可满足临床需要，具有端扫功能。

③颅内超声探头：颅内肿瘤治疗时需要配备具有颅内探头的超声。

④其他：浅表淋巴结治疗时需要小凸

阵探头，最好带穿刺架。

（5）其他

①粒子仓用于装载粒子，每个仓内装有 10 颗粒子。

②粒子装载完毕后，需要装入消毒盒内消毒。屏蔽装置，分装粒子时的防护装置。

③粒子装载平台、反向镊子及尺子，专门用于装载粒子时使用的平台和镊子。

④铅衣和眼镜。

⑤粒子探测器，粒子植入后探测是否有粒子丢失。

7. 具体流程

（1）同患者签知情同意书。

（2）术前麻醉及使用镇静药。

（3）固定体位及重要器官。

（4）应用 CT、超声、MRI、模拟机观察肿瘤位置。

（5）应用模板固定肿瘤在体表的位置或用相应的器械确定肿瘤在体表的位置。

（6）用模板、超声、CT 等引导下进行粒子植入，根据剂量分布要求，选用均匀分布或周缘密集、中心稀疏的布源方法。植入放射性粒子时，根据术中具体情况用 TPS 进行剂量优化。要求如下：①正确勾画实际肿瘤靶区；②重建核算植入针及粒子数；③计算靶区放射性总活度；④调整粒子位置，纠正不均匀度，保护靶区相邻的重要器官。

（7）检测工作环境，清点未植入的粒子数量。

（8）粒子植入后，必须进行质量评估，包括粒子及剂量重建。

①植入后 30d 内行 CT 检查，可拍摄靶区正侧位 X 线片，确认植入的粒子数目，观察肿瘤的体积改变，了解疗效。必须记录植入术与质量评估间隔时间。

②植入后根据粒子植入部位、CT 检查

结果，用 TPS 计算靶区及相邻正常组织的剂量分布，根据评价结果必要时补充治疗。

③治疗计划评估的参数：V200，V150，V100，V90，V80 等。D200，D150，D100，D90，D80 等。

④评估方法：等剂量曲线，最主要的是 80%、90%、100%、150%、200% 处方剂量线。剂量体积直方图（DVH）；粒子植入的数量及位置，重要器官的剂量分布。

⑤评估参考指标：靶区剂量 D90 ＞匹配周缘剂量（MPD，即 PD）。最小外周剂量（minimum peripheral dose，mPD）应为 PD。适形指数（conformation index）为 PD 的靶体积与全部靶体积之比。植入粒子剂量的不均匀度＜ PD20%。显示 DVH 测量相邻结构正常组织的剂量。

8. 注意事项

（1）粒子植入后可能游走或影响到其他器官并引起并发症。

（2）注意穿刺误入血管引起组织栓塞、放射区域内空腔脏器吻合口瘘等。

（3）当肿瘤靠近大血管时，应注意避免对大血管的损伤。

（4）放射性粒子源辐射安全与防护参照国家有关规定。

（5）粒子植入中或治疗后有可能发生大的出血，应注意观察患者，及时处理。

（6）放射性粒子属放射性药物，应按照放射性药物的购置、储存和保管相关规定管理。

（7）^{125}I 半衰期约为 60d，一般认为 180 ～ 200d 后粒子辐射剂量下降明显。术后 200d 内，患者住院期间和出院后均建议单独住房，若条件不允许，建议床与床之间保持 2m 及以上距离；减少与其他人员密切接触；体表需覆盖 0.10 ～ 0.25mm 铅当量防护设备，孕妇与儿童建议保持距离。

肿瘤放射性粒子植入技术操作规范流程图

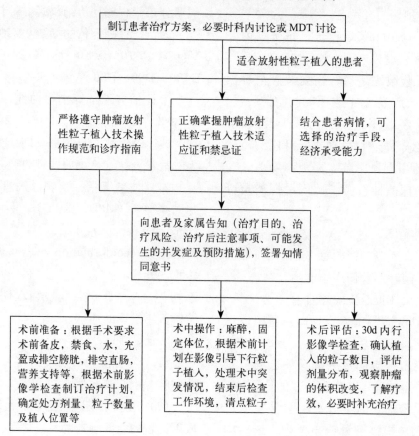

制订患者治疗方案，必要时科内讨论或 MDT 讨论

适合放射性粒子植入的患者

严格遵守肿瘤放射性粒子植入技术操作规范和诊疗指南

正确掌握肿瘤放射性粒子植入技术适应证和禁忌证

结合患者病情，可选择的治疗手段，经济承受能力

向患者及家属告知（治疗目的、治疗风险、治疗后注意事项、可能发生的并发症及预防措施），签署知情同意书

术前准备：根据手术要求术前备皮，禁食、水，充盈或排空膀胱，排空直肠，营养支持等，根据术前影像学检查制订治疗计划，确定处方剂量、粒子数量及植入位置等

术中操作：麻醉，固定体位，根据术前计划在影像引导下行粒子植入，处理术中突发情况，结束后检查工作环境，清点粒子

术后评估：30d 内行影像学检查，确认植入的粒子数目，评估剂量分布，观察肿瘤的体积改变，了解疗效，必要时补充治疗

肿瘤放射性粒子植入技术护理规范流程图

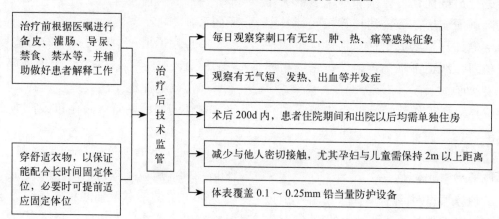

治疗前根据医嘱进行备皮、灌肠、导尿、禁食、禁水等，并辅助做好患者解释工作

穿舒适衣物，以保证能配合长时间固定体位，必要时可提前适应固定体位

治疗后技术监管

每日观察穿刺口有无红、肿、热、痛等感染征象

观察有无气短、发热、出血等并发症

术后 200d 内，患者住院期间和出院以后均需单独住房

减少与他人密切接触，尤其孕妇与儿童需保持 2m 以上距离

体表覆盖 0.1～0.25mm 铅当量防护设备

二、神经系统肿瘤

颅内肿瘤（intracranial tumors）可划分为原发性和继发性肿瘤两大类。原发性肿瘤发生于脑组织、脑膜、脑神经、垂体、血管及残余胚胎组织，癌性/淋巴瘤性脑膜炎，原发性中枢神经系统淋巴瘤。继发性肿瘤是指身体其他部位恶性肿瘤转移或者直接侵入颅内。目前临床主要治疗方法包括降低颅内压、外科手术切除、放射治疗、化学治疗、靶向治疗、免疫治疗等。绝大多数中枢神经系统肿瘤的治疗以手术为主，曾经认为手术是唯一的治疗方法。随着肿瘤综合性研究取得了重大的进展，放疗、化疗、免疫等疗法不断取得成效。目前，对大部分中枢神经系统肿瘤，综合治疗是较为合适的治疗方案。

手术治疗的目的是切除肿瘤、降低颅内压并明确诊断。凡生长于可以通过手术摘除部位的肿瘤，均应首先考虑手术治疗。对出现意识障碍、脑疝症状的病例，手术应作为紧急措施。手术应尽可能做到肿瘤的全切除。但肿瘤的切除可能引起严重的病残，或增加术后并发症及死亡率，尤其对部位深在或侵及重要神经结构的肿瘤，手术往往难以取得好的效果。脑肿瘤的化疗必须建立在对脑肿瘤手术切除的基础上。术后残余肿瘤越少，化疗效果越显著，因此化疗是恶性脑肿瘤手术治疗的必要补充。目前免疫治疗主要应用于脑胶质瘤，主要包括主动性免疫治疗、过继性免疫治疗、被动免疫及针对免疫状态抑制的免疫恢复治疗，但目前均在体外试验及临床研究中，临床应用尚无肯定疗效。还有光动力治疗、热能治疗、基因治疗等都可能成为恶性脑肿瘤综合治疗手段之一。

放疗对脑瘤的治疗是重要的补充，目前包括常规放疗、立体定向放射外科治疗及放射性核素内放疗。常规放疗常用直线加速器及 ^{60}Co 治疗机，对放射性敏感的肿瘤均适用。立体定向放射外科治疗目前主要以 γ 刀为代表，适用于直径 < 3cm 的肿瘤，效果较肯定。X 刀是另一种立体定向放疗，可适用于较大直径的肿瘤，但整体效果不如 γ 刀。放射性核素内放疗适用于囊性颅咽管瘤、侵袭性垂体瘤等颅内肿瘤，常用的放射性核素为 ^{32}P、^{198}Au 和 ^{90}Y 等。在所有神经系统肿瘤中，生殖细胞瘤对射线最为敏感，均应行放疗。此外，髓母细胞瘤、少枝胶质细胞瘤、高级别的星形细胞瘤、间变型室管膜瘤、室管膜母细胞瘤、转移性肿瘤、淋巴瘤、恶性脑膜瘤、颅咽管瘤、脊索瘤及脉络丛癌等中枢神经系统肿瘤，术后放疗较单独手术治疗可明显延长患者生存期。但放疗易出现中枢神经系统放射性损伤，损伤与放射剂量呈正相关，且多数为不可逆病变，常见的放射性损伤有迟发性放射性坏死、垂体功能低下、视神经损伤而失明、脑干放射性损伤而出现核性脑神经麻痹、脊髓损伤、放射诱发的肿瘤及晚期智能减退等。所以，对于可能出现中枢神经系统放射性损伤的高危患者，放射性粒子植入治疗可作为重要补充治疗手段应用于临床。

（一）放射性粒子治疗适应证

1. 无手术切除指征且未予治疗的、较小的脑深部肿瘤，直径 ≤ 5cm。

2. 无法耐受或拒绝外科手术的原发交界性（变形性）肿瘤（1～2 级）的初始治疗。

3. 无法耐受或拒绝外科手术的原发恶性肿瘤（3～4 级）的初始治疗。

4. 恶性肿瘤治疗后（术后或放射化学治疗后）复发或残存病灶。

5. 单发或少发脑转移瘤。

6. 不主张手术完全切除后的预防性植入，但对于手术未完全切除的情况可补充植入粒子治疗。

（二）放射性粒子治疗禁忌证

1. 严重出血倾向。

2. 全身衰竭或 KPS 评分＜ 60 分。

3. 肿瘤弥漫或数量超过 3 个。

4. 肿瘤最大直径＞ 6cm 或体积＞ 120ml。

5. 存在显著脑水肿或脑疝患者。

6. 有广泛室管膜下或脑膜转移。

7. 肿瘤累及脑干或基底神经节结构。

（三）治疗剂量

1. 根据病灶部位和病灶范围确定处方剂量　肿瘤匹配周边剂量（matched peripheral dose, MPD）：单纯粒子治疗 MPD 为 90 ～ 110Gy，既往曾行放射治疗 MPD 为 80 ～ 90Gy。计划靶体积（PTV）为临床靶体积（CTV）外放 1.0cm，同时勾画肿瘤周围危及器官，根据剂量体积直方图（DVH）得出肿瘤和危及器官的实际受量。V_{100} 为达到处方剂量靶体积所占的百分比。高级别脑神经胶质瘤患者经过高剂量照射，肿瘤残存较少，可获得较好的预期效果，因此，对于高级别脑神经胶质瘤，可提高处方剂量到 110 ～ 135Gy。

2. 经粒子植入治疗计划系统（treatment plan system, TPS）　根据影像学资料，进行三维重建，再结合 CT、MRI 和三维重建资料，确定肿瘤的大小、形态、位置、与大血管关系，选定穿刺点、设计进针路线、方向，模拟布源，画等剂量曲线。

3. 应该准确记录的参数　包括处方总剂量、剂量率、肿瘤最小剂量、处方剂量下的肿瘤靶体积百分比、肿瘤边缘 1cm 以外的正常脑组织所受最大剂量，以及粒子数、粒子活度、肿瘤体积、周围组织接受

的总剂量和剂量率等。

（四）操作流程

1. 术前准备

（1）患者准备：术前 8h 禁食，4h 禁水，穿刺部位备皮，酌情应用止血、镇痛、镇静等药物。

（2）器械准备：专用穿刺针（可以在普通粒子植入针的基础上磨平尖端，以在穿刺过程中尽量不损伤血管和神经）、手动或者电动骨钻、与术前计划相匹配型号的钻头（2 ～ 5mm 直径）。固定架（立体定向架或者头膜固定）。粒子植入枪、导针及装有粒子的储存仓等。均需提前消毒。

（3）一般手术器材：手术消毒包、手术缝合包、无菌手套、无菌注射器、手术刀片等。

2. 操作过程

（1）麻醉方式：局麻或者静脉麻醉。

（2）CT 引导定位方法：根据病灶不同位置和术前计划，选取适当体位，如俯卧、左侧卧、右侧卧、仰卧、斜卧等。扫描前用定位栅格贴于靶区对应皮肤大体位置，定位后做标记，常规消毒，铺无菌巾，局麻，扩皮，钻孔。

（3）植入过程：在确保安全的情况下，尽量采用多点、多层面进针，以尽可能满足"巴黎原则"的粒子植入要求（放射源呈直线排列，相互平行且距离相等）。根据病灶的位置，兼顾最近距离、最佳层面、无重要器官（如脑内大血管、静脉窦、脑重要功能区、脑室系统等），在 CT 引导下将 18G 穿刺针进至靶点，如有囊液应先抽出，一方面减轻占位效应，另一方面有利于粒子的固定。然后用植入枪依次释放籽源，根据术前计划系统设计以 0.5 ～ 1.0cm 间隔将 ^{125}I 粒子植入到瘤体内，即刻 CT 扫描观察，退针调整角度后再次进针，同法

逐颗释放粒子。必要时多点、平行进针。

（4）植入完毕：即刻扫描观察有无出血、粒子的位置，多窗宽窗位观察，必要时补充布源，满意后结束手术重新扫描病灶，行术后验证以备复查。

（5）术后处理：常规穿刺点处腱膜缝合，以免脑脊液漏出，术后绝对卧床 24h，常规给予抗感染、脱水、降颅压、止血治疗 3～5d。

（6）术后随访：包括临床和影像学随访。术后 1 个月和每间隔 2 个月复查 CT 增强、MRI 平扫和增强，必要时行 PET/CT 检查，了解肿瘤变化情况。记录疼痛缓解时间及神经功能的变化情况。

（五）并发症处理及预防

1. 常见并发症　颅内压增高、肿瘤坏死引起严重脑水肿、脑疝、颅内出血（包括硬膜外血肿、硬膜下血肿、脑内血肿、针道出血等）、脑动脉闭塞、癫痫发作、神经功能损害加重、无菌性脑脓肿、无菌性脑膜炎、伤口感染、裂开、愈合延迟、头皮裂伤、头皮血肿、脑脊液渗出、长期激素依赖、渐进性老年痴呆症、精神病症状、面部疼痛、肺栓塞、粒子脱落、局部脑坏死等。

2. 处理

（1）颅内压增高的处理

①一般处理：密切观察患者神志、瞳孔、血压、呼吸、脉搏及体温变化，必要时监测颅内压。频繁呕吐者应禁食，给予补液。对意识不清的患者及咳痰困难者要考虑做气管切开术，给予氧气吸入有助于降低颅内压。

②病因治疗：颅内出血量大时，考虑外科手术。当引起脑疝时，应进行紧急抢救或手术处理。

③降低颅内压药物治疗：常用口服药物有氢氯噻嗪 25～50mg，3/d；乙酰唑胺 250mg，3/d；呋塞米 20～40mg，3/d。常用注射药物有 20% 甘露醇 250ml，快速静脉滴注，2/d；呋塞米 20～40mg，肌内或静脉注射，1～2/d。

④激素的应用：地塞米松 5～10mg，静脉或肌内注射，2～3/d；氢化可的松 100mg，静脉注射，1～2/d；泼尼松 5～10mg，口服，1～3/d。可减轻脑水肿，有助于缓解颅内压增高。

⑤冬眠低温疗法或亚低温疗法：有利于降低脑的新陈代谢率，减少脑组织的氧耗量，防止脑水肿的发生与发展，对降低颅内压亦起一定作用。

⑥巴比妥治疗：大剂量异戊巴比妥钠或硫喷妥钠注射有利于使颅内压降低。但需在有经验的专家指导下应用。在给药期间，应做血药浓度监测。

⑦辅助过度换气：目的是使体内二氧化碳排出。

⑧抗生素治疗：控制颅内感染或预防感染。预防用药选择广谱抗生素，术中和术后应用为宜。

⑨对症治疗：疼痛者，给予镇痛药，但应忌用吗啡和哌替啶等类药物，以防止对呼吸中枢的抑制作用，而导致患者死亡。有抽搐发作的病例，应给予抗癫痫药物治疗。烦躁患者给予镇静药。

（2）脑疝的处理：在做出脑疝诊断的同时，应按颅内压增高的处理原则快速静脉输注高渗降颅内压药物，以缓解病情，争取时间。当确诊后，根据病情迅速完成开颅手术前准备，尽快手术去除病因，如清除颅内血肿等。如难以确诊或虽确诊而病因无法去除时，可选用姑息性手术，以降低颅内高压和抢救脑疝，如侧脑室体外引流术、脑脊液分流术、减压术等。

（3）颅内血肿的处理：密切观察患者意识、瞳孔、生命体征及中枢神经系统体征变化；复行颅脑 CT 检查、行颅内压监测或脑诱发电位监测；积极处理高热、躁动、癫痫等，有颅内压增高者，给予脱水等治疗，维持良好的轴位循环和脑灌注压；注重昏迷患者护理及治疗，首先保证呼吸道通畅；有手术指征者应尽早手术，已有脑疝时，先给予 20% 甘露醇 250ml 及呋塞米 40mg 静脉推注，立即手术。

（4）头皮血肿、头皮裂伤、脑脊液外渗的处理：较小的头皮血肿在 1～2 周可自行吸收，巨大的血肿可能需 4～6 周才吸收。采用局部适当加压包扎，有利于防止血肿的扩大。若压迫止血失败时，可行缝合止血。头皮裂伤处理应对头皮裂伤按照压迫止血、清创缝合原则处理。如有脑脊液外渗，须按开放性脑损伤处理，即行头皮缝合，将开放性脑损伤变为闭合性脑损伤。

3. 预防

（1）减少穿刺次数，选取合理进针点，避免突然用力。定体位、定角度、分步进针，这是顺利完成治疗的前提。另外，根据病灶的位置，兼顾最近距离、最佳层面、无重要器官非常重要。出现针道出血的概率与脑组织被穿破的次数成正相关，因此穿刺时，要尽量提高穿刺成功率，减少穿刺次数。角度调整：组织间植入 ^{125}I 放射微粒子，不同于活检穿刺，要求所释放粒子具有一定的空间分布，因此，释放针的角度调整非常必要。

（2）由于定位的要求，钻头的方向要与扫描平面平行，而该进针点往往与颅骨的弧凸面不垂直，两者之间成一定角度。钻孔时不好固定钻头，易造成相应处筋膜撕裂，此时可先垂直钻孔，待颅骨上形成小孔，钻头不易滑动，重新调整钻头方向钻透颅骨即可。原则上应尽量选择直径较小的钻头，以减少并发症，但考虑到要调整植入针角度的需要，对于体积较大的肿瘤或者较表浅的位置，应选择直径较粗的钻头。

三、头颈部肿瘤

头颈部恶性肿瘤，治疗以手术、放疗、化疗、靶向治疗、免疫治疗为主，无论采取手术切除，或辅助术后放射治疗，仍然有较高的局部复发率。局部复发与肿瘤的细胞来源、临床分期及病理学特性相关。

手术和放疗是头颈部恶性肿瘤治疗的主要手段，早期的头颈部恶性肿瘤多可选择手术或放疗，晚期或预后不佳的病例主张采取手术、放疗、化疗、靶向治疗及免疫治疗的综合治疗。化疗一般用于鳞癌的辅助治疗，对提高疗效有一定的作用。头颈部肿瘤的治疗除了考虑肿瘤的治疗外，还应该考虑肿瘤治疗后对患者外形、言语、吞咽、咀嚼、呼吸等功能的影响。手术方案的选择，要根据肿瘤的组织学类型、部位、分期、患者的状况和意愿选择，具体的治疗方案应由包括头颈肿瘤外科或口腔颌面外科、放疗科、肿瘤内科、病理科、影像诊断科、口腔修复科等多学科团队对患者情况进行评估后，决定个体化的治疗方案。

手术是头颈部肿瘤的主要治疗手段，除完全彻底地切除原发病灶外，必要时还应包括颈部淋巴结的处理，并要求尽可能整块切除，这类手术称为根治性手术。近年来，由于头颈部肿瘤的生存情况有了明显的改善，手术后患者的生存质量越来越引起人们的重视，功能性外科应运而生。头颈部肿瘤的功能性外科包括两个方面，一为保留性功能外科，即在一定条件下尽可能保留无肿瘤累及的结构，如改良性、择区性颈淋巴结清扫术及保留下颌骨连续性的部分切除；另一类为修复性功能外科，即修复肿瘤切除后的缺损，尽可能恢复原有的外形和功能。

虽然目前整形外科的迅速发展，可以保证头颈部肿瘤患者术后外形恢复至术前，仍有很多患者无法接受，使根治性放疗技术越来越多地应用于早期患者。早期头颈部肿瘤患者，手术和放疗疗效相似，但头颈部肿瘤放射治疗相关急性黏膜炎发生率较高，很大一部分患者未能按时足量完成放疗，成为肿瘤复发的高危因素。

复发恶性肿瘤的治疗效果往往欠佳，因此治疗头颈部恶性肿瘤最好的机会是首次治疗。复发的头颈部鳞状细胞癌 90% 复发于首次治疗后 2 年内，腺源性恶性肿瘤 80% 复发于首次治疗后 3 年内，由于有手术史或放射治疗史，局部再次手术治疗由于瘢痕或纤维组织存在，增加了手术难度，有放疗史的患者，再次放疗目前存在一定争议和难度，对正常组织如腺体的损伤是限制放疗的主要因素，所以放射性粒子植入对于正常组织几乎零损伤的特点，对于复发性头颈部肿瘤往往是最佳治疗手段。

（一）适应证

1. 唾液腺恶性肿瘤复发切除后辅助治疗（包括既往有放疗史）。

2. 不可切除的唾液腺恶性肿瘤的治疗（包括既往有放疗史）。

3. 不可切除的复发鳞状细胞癌的姑息治疗（包括既往有放疗史）。

4. 颈部淋巴结清扫术后局部复发，可以切除的，切除术后的辅助治疗（包括既往有放疗史）。

5. 颈部淋巴结清扫术后局部复发，不可以切除的，单纯粒子治疗（包括既往有放疗史）。

（二）治疗剂量

放射性粒子：^{125}I 粒子。粒子活度：0.6 ～ 0.8mCi。靶区范围：PTV，包括肿瘤外 1 ～ 1.5cm 范围。周缘匹配剂量单纯植入：① 无放射治疗史 120 ～ 140Gy；② 有放射治疗史：80Gy。切缘阳性：80Gy。术后辅助治疗：80Gy。

（三）操作流程

1. 严格选取适应证。

2. 病史和体格检查，活组织切片检查；胸部 X 线或 CT 检查；指征的初步评估，全身和口腔的检查及 CT/MRI；必要的麻醉下检查，麻醉科会诊及必要的多学科会诊。

3. 将患者 CT 图像输入治疗计划系统（TPS），按照靶区范围勾画靶区，同时勾画下颌骨，脊髓范围；确定进针方向，预置模板，确定粒子活度，按照设计要求布源。模拟计算等剂量曲线。调整粒子位置，使得 D90 大于匹配周缘剂量。

4. 根据治疗计划设计，按照预先设计的进针方向进针，涉及深部、颅底等部位的肿瘤推荐在 CT 引导下植入。

5. 所有针平行植入后，将粒子植入。

6. 3d 内行 CT 检查，将 CT 数据引入治疗计划系统，验证周缘匹配剂量与靶区关系。

7. 如部分靶区剂量不足，再次补种粒子。

8. 填写治疗记录，放射防护记录，验证记录。

（四）并发症

1. 局部皮肤反应，如皮肤干燥、充血、色素沉着和脱屑等，甚至出现溃疡，需要换药治疗。

2. 观察舌、颊、牙龈及腭部黏膜的放疗反应，较严重的为溃疡病变大出血，有放疗史的患者尤其需要注意。

（五）注意事项

1. 能够手术切除的患者应首选手术治疗。

2. 根据肿瘤的不同部位选择适当的靶区范围。

3. 根据不同类型选择不同的周缘匹配剂量，对于有放疗史的患者，注意该区域曾经接受的放疗剂量，适当降低粒子治疗的剂量。

4. 单纯植入的肿瘤患者第一个半衰期要进行治疗计划系统验证。

5. 肿瘤范围大，向内侧突出较深，或涉及颅底的肿瘤推荐在 CT 引导下植入。

（六）随访

单纯粒子植入的肿瘤，或肿瘤较大者，6 个月内每 2 个月随访复查，进行体格检查，观察肿瘤大小变化及腮腺区域皮肤放疗反应等。同时进行 CT 检查，观察肿瘤范围是否缩小，粒子分布是否聚缩，引入治疗计划系统再次验证剂量与靶区的关系。6 个月后，每隔 2 个月进行临床检查，每隔 6 个月或 12 个月进行 CT 检查。术后辅助治疗者（R0、R1、R2 切除），每隔 2 个月进行患者随访复查，进行局部检查，包括局部是否有新生肿物，区域皮肤放疗反应等，确定临床疗效和不良反应。6 个月时进行 CT 检查。以后每 6 个月进行 CT 检查。

四、肺癌

根据美国 NCCN 指南及中国原发性肺癌诊疗规范，肺癌应当采取综合治疗的原则，即根据患者的机体状况，肿瘤的细胞学、病理学类型，侵及范围（临床分期）和发展趋向，采取多学科综合治疗（MDT）模式，有计划、合理地应用手术、化疗、放疗等治疗手段，以达到根治或最大程度控制肿瘤，提高治愈率，改善患者的生活质量，延长患者生存期的目的。目前肺癌的治疗仍以手术治疗、放射治疗和药物治疗为主。

（一）分类

由于小细胞肺癌的生物学行为不同于其他上皮来源的肺癌，因而目前大多数临床肿瘤学家将肺癌粗分为小细胞肺癌和非小细胞肺癌，后者包括所有其他类型的上皮癌。虽然，在非小细胞肺癌中，不同类型肺癌的生物学行为仍有差异，但远不如与小细胞肺癌之间的差异大。对非小细胞肺癌和小细胞肺癌的治疗原则完全不同。

1. **非小细胞肺癌** 因临床症状而就诊的非小细胞肺癌患者中，在确诊时，有 20%～30% 为 Ⅰ 和 Ⅱ 期，40%～50% 为 Ⅲ 期，30% 为 Ⅳ 期。Ⅰ 期患者，只要无手术禁忌证，建议患者接受手术切除治疗。手术以根治为目的，虽然手术并发症的死亡率可高达 5%，但是手术后的 5 年生存率：Ⅰ A 期 70% 左右，Ⅰ B 期 60% 左右。手术包括原发灶切除和纵隔淋巴结的清扫或取样活检。对于原发病灶的切除，目前公认的是用肺叶切除。对 Ⅰ 期患者因心肺功能差而不能耐受肺叶切除，或者患者拒绝手术，对这类患者根治性放疗是一个较好的选择，采用三维适形放疗、调强放疗或立体定向放疗技术，能获得不错的疗效。对 Ⅰ A 期患者，有高度手术失败危险的患者，可考虑做术后辅助化疗。高危患者的定义一般为：肿瘤细胞分化程度差，或淋巴管或血管中存在着瘤栓，也有研究发现，肿瘤细胞有多个癌基因过度表达，在基因水平或蛋白水平，也提示这类肿瘤的恶性程度较高，可考虑对他们进行手术后辅助化疗。对 Ⅰ B 期患者，术后化疗的地位尚未最后确定。但有一个倾向性的意见是：对 Ⅰ B 期患者做术后辅助化疗可能对提高生存率有益。

Ⅱ期治疗的原则与ⅠB期相同，采用手术治疗和术后辅助化疗，对术后放疗地位的研究并没有显示能明显改善患者的生存率。但对其中的 T3 N0-1 M0 患者尚有一些特殊性。T3 患者的肿瘤侵犯了胸壁、心包或膈，肺尖癌常侵犯胸壁。对这类病灶的外科切除应该遵循肿瘤外科切除的原则，即进行原发灶肿瘤和受累肋骨，或心包或膈的整块切除。对受累的肋骨，除了切除肋骨外还要包括肋间肌等。对手术切除可能性有疑问的患者，可选择先采用术前诱导化疗的方法。手术前的单纯放疗已被证实没有明显改善这类患者的生存率。

Ⅲ期患者分为可手术及不可手术两部分，能手术的ⅢA期患者，T1 ～ 3 N2 M0 者占了肺癌的多数，其中仅有同侧单组纵隔淋巴结的转移，首选手术治疗，在标准的手术切除后再进行术后辅助化疗；同侧多组纵隔淋巴结转移，体积较大，可先行诱导放化疗后进行手术治疗。对于不能手术的ⅢA和ⅢB期患者，化疗和放疗的综合治疗是其治疗的首选。

Ⅳ期以全身治疗如化疗、靶向治疗、免疫治疗为主，可联合局部放疗缓解症状。

2. 小细胞肺癌　临床表现特点是早期远处广泛转移。根据文献报道，当小细胞肺癌被确诊时，70% ～ 90% 的患者已有临床或亚临床的淋巴结转移和（或）远处转移，其中最多见为纵隔淋巴结，其次是肝、骨、骨髓、脑。因而，有研究者认为，小细胞肺癌一开始就发生远处转移，应将此病作为一种全身性的肿瘤来对待，对局限型小细胞肺癌，化疗同时辅以胸腔及双锁骨上区放疗能提高肿瘤局部控制率，广泛期以全身化疗为主。

无论是小细胞肺癌或者非小细胞肺癌，标准治疗后疾病进展的治疗一直是困扰临床的难题，多数患者在多线治疗后体力状况较差，不能耐受进一步的全身治疗，局部放疗对于既往曾行手术或放疗的患者的正常肺组织的损伤仍是极大的挑战，所以放射性粒子植入对于这些患者的治疗有重大意义。

（二）分期（UICC 第八版）

T：原发肿瘤。

TX 原发肿瘤无法评估；或在痰液、支气管冲洗液中找到肿瘤细胞，但影像学或支气管镜检没有可视肿瘤。

T0 无原发肿瘤证据。

Tis 原位癌。

T1 肿瘤最大径≤ 3cm，被肺或脏胸膜包绕，支气管镜检肿瘤没有累及叶支气管以上（即没有累及主支气管）。

T1mi 微浸润型腺癌。

T1a 肿瘤最大径≤ 1cm。

T1b 1cm <肿瘤最大径≤ 2cm。

T1c 2cm <肿瘤最大径≤ 3cm。

T2 3cm <肿瘤最大径≤ 5cm；或肿瘤符合以下特征之一。

累及主支气管，无论其与隆突的距离，但是没有累及隆突。

累及脏胸膜。

伴有延伸到肺门的肺不张或阻塞性肺炎，累及部分或者全肺。

T2a 3cm <肿瘤最大径≤ 4cm。

T2b 4cm <肿瘤最大径≤ 5cm。

T3 5cm <肿瘤最大径≤ 7cm，或者直接侵犯下列结构之一：壁胸膜、胸壁（包括肺上沟瘤）、膈神经、壁层心包；或者在和原发肿瘤同一肺叶内出现单个或多个分离肿瘤结节。

T4 肿瘤最大径> 7cm，或者侵犯下列结构之一：膈肌、纵隔、心脏、大血管、气管、喉返神经、食管、椎体、隆突；或者在和原发肿瘤同侧的不同肺叶内出现单个或多个分离肿瘤结节。

N：区域淋巴结。

NX 区域淋巴结转移无法确定。

N0 无区域淋巴结转移。

N1 转移至同侧支气管周围和（或）同侧肺门淋巴结和肺内淋巴结，包括肿瘤直接侵犯。

N2 转移至同侧纵隔和（或）隆突下淋巴结。

N3 转移至对侧纵隔、对侧肺门淋巴结，同侧或者对侧斜角肌，或锁骨上淋巴结。

M：远处转移。

M0 无远处转移。

M1 有远处转移。

M1a 对侧肺叶单个或多个分离肿瘤结节；胸膜或心包肿瘤结节或恶性胸腔积液或恶性心包积液。

M1b 胸腔外单个器官的单发的转移。

M1c 胸腔外单个或多个器官的多发的转移。

（三）适应证

肺癌的分期

隐匿性癌	TX	N0	M0
0 期	Tis	N0	M0
Ⅰ A 期	T1	N0	M0
Ⅰ A1 期	T1mi	N0	M0
	T1a	N0	M0
Ⅰ A2 期	T1b	N0	M0
Ⅰ A3 期	T1c	N0	M0
Ⅰ B 期	T2a	N0	M0
Ⅱ A 期	T2b	N0	M0
Ⅱ B 期	T1a-c, T2a, b	N1	M0
	T3	N0	M0
Ⅲ A 期	T1a-c, T2a, b	N2	M0
	T3	N1	M0
	T3	N0, N1	M0
Ⅲ B 期	T1a-c, T2a, b	N3	M0
	T3, T4	N2	M0
Ⅲ C 期	T3, T4	N3	M0
Ⅳ 期	任何 T	任何 N	M1
Ⅳ A 期	任何 T	任何 N	M1a, M1b
Ⅳ B 期	任何 T	任何 N	M1c

1. 非小细胞肺癌，包括：①非手术适应证患者；②不能耐受手术治疗、放疗、化疗的患者；③拒绝手术、放疗、化疗的患者；④手术后复发不能再次手术的患者；⑤放疗、化疗后失败的患者；⑥无全身广泛转移的患者，或者有转移经过积极治疗得到有效控制的患者；⑦ KPS（Karnofsky performance status, KPS）评分 > 60 分，预期存活 > 6 个月的患者；⑧肿瘤直径≤ 7cm，如肿瘤 > 7cm，排除禁忌证情况下，取得患者及家属同意也可尝试使用粒子植入。

2. 对放疗、化疗不敏感或放疗、化疗后复发的小细胞肺癌可试用。

3. 肺转移瘤，包括：①单侧肺病灶数目≤ 3 个，最大肿瘤直径≤ 5cm；②如为双侧病灶，每侧肺病灶数目≤ 3 个，最大肿瘤直径≤ 5cm，应分侧、分次进行治疗。

（四）禁忌证

1. 恶病质。

2. 不能耐受经皮穿刺手术。

3. 严重心肺功能不全。

4. 重度上腔静脉综合征及广泛侧支循环形成。

（五）术前操作流程

1. 术前检查

（1）病史：重点询问心、脑血管病史及了解已接受的治疗情况。

（2）查体：重点评价 KPS 评分，应≥ 60 分。

（3）实验室检查：血常规、凝血功能、肝肾功能、电解质、血糖。肿瘤学检查包括癌胚抗原（CEA）、糖类抗原 CA125、糖类抗原 CA153、铁蛋白 Fer，鳞状细胞癌相关抗原 SCC、神经元特异性烯醇化酶 NSE、细胞角蛋白 19 片段 Cyfra21-1、糖类抗原 CA72-4。

（4）影像学检测：最好为增强 CT 扫描；中心型肺癌及伴气道梗阻者需行 FFB 检查；中心型肺癌合并肺不张，CT 不能明确肿瘤靶区者，可联合 MR 检查；CT 和 MRI 不能明确肿瘤靶区者，需行 PET-CT 检查；可疑存在骨转移者，需行 ECT。

（5）心电图或彩超：常规心电图检查，如异常行超声心动检查。

（6）B 超：常规颈部、腹部检查。

（7）组织病理学检查：包括组织活检、FFB 刷取细胞或胸腔积液、痰检。

2. 术前准备

（1）改善全身状况如营养、水、电解质平衡、改善心肺功能。有炎症者先控制感染。

（2）CT 引导下经皮穿刺粒子植入需要行体位及呼吸功能训练。

（3）术前 4h 禁食、水。

（4）术前排空大小便。

（5）留置输液针。

（6）粒子植入穿刺区域备皮。

（7）术前给予相应的药物，如地西泮、阿托品、可待因等。

（8）签署粒子植入治疗知情同意书。

（六）具体操作流程

1. 术前计划

（1）根据胸 CT 肺窗勾画 PTV，肺门和纵隔转移癌可根据纵隔窗勾画 PTV。

（2）将选定的粒子活度及处方剂量（prescription dose, PD）输入 TPS，设计植入通道，计算粒子数。

（3）计算等剂量曲线。

（4）导出术前 DVH 图，获得 D90、D100、V90、V100、V200 及邻近危险器官受量等参数。

（5）^{125}I 粒子及操作器械消毒。

2. 术中规范化操作流程

（1）将定位仪底座置于 CT 检查床上与 CT 机床连床，或安放 CT 平床定位板进行激光校准。

（2）安放负压真空袋,连接真空负压泵。

（3）摆放患者体位。

（4）面罩吸氧（5L/min）、心电、血压监护、连接静脉通道。

（5）将负压真空袋与患者紧密贴附,开启负压泵抽气,至负压达到 10kPa 时固定患者。

（6）安放定位仪支撑架。

（7）CT 扫描确定肿瘤部位和植入粒子的层数（层厚 0.5cm）。

（8）按"进针三要点"即以最大的肿瘤截面积、最宽的肋间隙、最近且安全的穿刺通道确定首选穿刺平面。测量肿瘤直径大小并确定其上下植入层数。

（9）在 CT 首选穿刺层面上模拟定位进针点和进针倾角。

（10）将 CT 十字光标线定格在首选穿刺层面,测量十字光标线交叉点与首选进针点距离,并标记于患者皮肤上。以此点为中心,勾画出肿瘤靶区在皮肤上的投影区域,即为麻醉、穿刺进针范围。

（11）常规消毒皮肤,穿刺区用 1% 利多卡因局部浸润及肋间神经阻滞麻醉。

（12）安放矩形点阵式植入模板,连接数字显示倾角传感显示屏。

（13）用无菌护套将定位架包罩。

（14）操作定位架各部件,做上下、前后、左右移动,将模板移至靶区并固定。

（15）根据 CT 模拟定位给出的进针倾角进针。

（16）在靶区中心点处试穿第一针至肿瘤边缘,CT 扫描整个靶区,观察针尖位置并逐层测量模板至肿瘤外缘各层面的距离,逐层详细记录。

（17）依据测量的进针距离以 1.0cm 间距多针、多排一次性将穿刺针经模板刺中

瘤体。

（18）如遇肋骨阻挡,使用骨钻经模板钻穿肋骨,将植入针经钻孔刺入瘤体。如遇针道出血,则在紧邻其 0.5cm 处另加一针作为植入针,出血针延迟拔出,以免继续出血或造成气胸。

（19）CT 逐层扫描,调整针尖距肿瘤外缘 0.5cm。

（20）将 CT 扫描信息输入 TPS,进行术中剂量优化。优化原则是根据"蒙特卡洛原则"在真实的进针轨迹上模拟排布粒子,然后,手动调整粒子的位置,以该扫描平面 D90 剂量能覆盖 90% 的靶区即为满意。优化后的粒子排布表现为"外周密集,中间稀疏的非等距离"空间排布。被称之为"改良式非等距离粒子空间排布"。

（21）铺无菌防辐射孔单,屏蔽操作术中可能的射线损伤。

（22）按术中质量优化方案以退针方式植入粒子,针退至肿瘤外缘 0.5cm 处停止操作。

（23）CT 扫描观察粒子排布是否符合术中计划的优化排布,如有疏漏,立即补种。除预留 1 根针作气胸抽气使用外,将其余针拔出,同时观察有无气胸,肺内及胸膜腔出血发生。

（24）如有气胸,将预留针与负压吸引抽吸装置连接,抽净胸膜腔气体。肺内出血不需处理,胸膜腔出血视出血量及出血速度而定。5min 后再行 CT 扫描观察气胸及出血变化。

（25）经反复抽吸,CT 扫描肺仍不复张和（或）出血加重,立即行胸腔闭式引流术。

（26）患者术后佩戴防辐射背心,测量放射剂量率。

（27）将患者平移至平车上送回病房,

不能使用轮椅。并使用氧气袋、鼻导管吸氧。

3. 术后质量验证

(1) 根据术后即刻 CT 扫描图像,输入 TPS 进行质量验证。

(2) 根据术后验证的 DVH 图所计算出的数据,判断粒子植入手术的质量,预判粒子植入后的治疗效果。

(七) 并发症及处理

1. 气胸　在布针过程中,气胸发生率为 10% ～ 30%。肺压缩程度约为 10%,大多不需处理,胸腔内气体 1 ～ 2 周后即可自行吸收,少数需穿刺抽气。肺压缩 10% ～ 30% 者需暂停操作,穿刺针进胸膜腔,连接单向负压吸引球,连续抽气使肺快速复张,待血氧饱和度恢复正常、肿瘤归位后再继续粒子植入。粒子植入完成后观察 5min,再行 CT 检查,如仍漏气,则行胸腔闭式引流。肺压缩 30% 以上者,立即行胸腔闭式引流。

2. 出血

(1) 肺出血:发生率为 10% ～ 20%,CT 显示沿针道周围肺组织高密度影,中心型肺癌发生率高于周围型肺癌。发生原因主要为穿刺损伤肺实质内血管及刺中瘤体内血管所致。肺出血使用一般止血药静脉滴注 1 ～ 2d,不需特殊处理。

(2) 咯血:常为术中或术后少量血痰,30 ～ 50ml,持续 15min 左右后逐渐减少,术后 1 ～ 3d 停止。常规使用一般止血药静脉滴注 2d,不需特殊处理。大量咯血造成窒息罕见。

(3) 胸腔内出血:因穿刺损伤肋间和(或)肺内血管,血液沿针道流入胸膜腔所致。一般出血不足 100ml,CT 扫描仅见肺底有液性区,合并气胸可见小液平面。出血量大于 300ml,CT 扫描可见明显积血和气液平面。出血量为 500 ～ 800ml,常因肋间动脉受损,出血迅速,导致有效血容量不足,患者面色苍白、冷汗淋漓、心率加快、血压一过性降低。此时应停止操作,立即退出所有穿刺针,平卧位放置患者,给予止血药和静脉快速补充以乳酸钠林格液为主的液体,必要时给予羟甲淀粉(代血浆)和升压药静脉滴注。密切观察血压、心率变化,待生命体征稳定后返回病房。常规止血药处理。

3. 循环系统改变　CT 引导下经皮穿刺时,因紧张、疼痛或原有心脏疾病而诱发。最常见为窦性心动过速,密切观察,必要时给予相应抗心律失常药物。肋间神经阻滞不完全,穿刺疼痛会导致大汗淋漓、虚脱甚至休克,应立即给予升压药处理并补充有效循环血量。

4. 术后发热　一般为低中度发热,体温 38℃左右,3 ～ 5d 恢复正常,血白细胞计数也降至正常。

5. 放射性粒子移位及血行迁移　粒子种植后可以发生移位、迁移至远端细支气管、脱落游离至胸腔,甚至造成肺栓塞。

五、食管癌

食管癌治疗总体策略主要依赖于患者一般情况、原发病灶所在部位及治疗前的临床分期,其中最主要的参考指标为临床分期。在治疗前,临床上要对所有患者身体状况进行评价,以了解患者对治疗,特别是对手术等特殊治疗的耐受性。同时,临床上也需要采用食管钡餐、腔内超声、胸部和腹部 CT 检查,最好还需要有 PET/CT 检查信息来对患者进行治疗前的准确临床分期。最后,绝大多数食管癌治疗策略需要经过手术、化疗、放疗、放射诊断科和病理科医师共同参与的多学科综合治疗小组讨论后才能确定。原发病灶所在部位是局部治疗方法选择的一项重要临床参考依据。国内研究材料显示，颈段和上胸段食管癌，其肿瘤生物学行为更多表现为局部和区域性生长特点，放疗疗效不差于手术，并发症少于手术，对患者生活质量的影响要小于手术，因此该区域食管癌的局部治疗应以放疗为首选。在美国 NCCN 治疗指南中也显示，对于颈段和环咽肌下 5cm 内食管癌，所推荐的局部治疗方法为放疗。对于胸段或食管胃交接处癌，因为癌灶易出现腹腔内淋巴结转移，现有影像学对淋巴结转移诊断敏感性较差，转移的淋巴结难以在术前被发现并实施明确定位，癌灶周边组织器官对放射耐受性差。因此，该区域的食管癌局部治疗应更多考虑手术参与的治疗，除非局部病灶有明显外浸润或患者不能耐受或拒绝手术治疗。对于中胸段食管癌，手术和放疗的疗效无显著差异，局部治疗方法的选择更多考虑的是患者一般情况和自愿。

一般来说，食管癌病灶纵向长度并不影响肿瘤切除的彻底性，但横向外浸润程度将显著影响到临床手术切除癌灶的可能性。若肿瘤病灶侵犯气管、支气管、主动脉、心脏和食管旁器官（如肝、胰脾和肺等），将大大限制手术参与食管癌局部治疗的可能性。因此，若食管癌病灶位于隆突或以上区域时，NCCN 建议该类患者治疗前均需要常规接受支气管镜检查，若一旦有气管或主支气管受侵犯，则手术将不能参与其综合治疗。一般来讲，食管癌有区域淋巴结转移将不限制手术参与其治疗，除非腹腔动脉干区域或区域淋巴结存在广泛转移的情况下则无法行根治性手术。食管癌一旦出现血道转移，则病灶多不考虑手术切除参与其治疗。若 KPS 评分 ≥ 70，可建议化疗。若临床已存在或预计生存期内

会出现进食梗阻情况者，可加用局部姑息放疗或支架治疗，同时给予最佳支持治疗。初次治疗未控制或复发的患者再次治疗方法很多，但无统一有效的治疗方法，绝大多数治疗为姑息对症治疗。再次治疗方法选择需要依据患者一般情况、食管癌初始治疗方法和复发距离初始治疗的间隔时间及初次治疗失败时是否伴有远处转移来确定。若患者一般情况差，不能耐受手术和化疗、放疗等治疗者，或初次治疗失败伴有远处转移病灶时，再次治疗则绝大多数选择最佳支持治疗。若一般情况好者，初次治疗失败表现以局部为主时，初次治疗为手术者，再次治疗可以考虑化疗、放疗作为挽救性治疗；若初次治疗为化疗、放疗综合治疗者，再次治疗可以考虑手术挽救，或初次治疗距离复发时间较长者，可以考虑再次化疗、放疗作为挽救性治疗。

食管恶性肿瘤早期无特殊症状，确诊时 60% ～ 80% 的食管癌已属中晚期。对于无远处转移的不能手术的食管癌患者，同步放疗、化疗为标准治疗手段，外放疗可有效减轻症状，但起效时间较慢，且易致食管气管瘘、放射性食管炎和肺炎等。对一线治疗后复发，或不能耐受手术及放疗、化疗的患者，食管支架置入已成为食管癌性狭窄的重要治疗手段。然而普通食管支架无法控制肿瘤进一步生长，术后支架内易再发生狭窄。食管粒子支架是在普通自膨式覆膜金属支架外周捆绑 ^{125}I 放射性粒子，将食管支架的扩张作用与 ^{125}I 粒子的近距离放疗作用相结合，从而有效地缓解吞咽困难症状，同时通过持续低剂量照射治疗肿瘤，降低支架内再狭窄的发生率，延长支架通畅时间，改善食管癌患者的生活质量，延长其生存时间。

（一）分期

T：原发肿瘤。

TX 原发肿瘤无法评估。

T0 无原发肿瘤证据。

Tis 原位癌 / 重度不典型增生。

T1 肿瘤侵及黏膜固有层、黏膜肌层或黏膜下层。

T1a 肿瘤侵及黏膜固有层或黏膜肌层。

T1b 肿瘤侵及黏膜下层。

T2 肿瘤侵及固有肌层。

T3 肿瘤侵及纤维膜。

T4 肿瘤侵及邻近结构。

T4a 肿瘤侵及胸膜、心包、奇静脉、膈肌或腹膜。

T4b 肿瘤侵及其他邻近结构,如主动脉、椎体或气管瘤。

N：区域淋巴结。

NX 区域淋巴结转移无法确定。

N0 无区域淋巴结转移。

N1 1 ～ 2 个区域淋巴结转移。

N2 3 ～ 6 个区域淋巴结转移。

N3 7 个或 7 个以上区域淋巴结转移。

M：远处转移。

M0 无远处转移。

M1 有远处转移。

1. 临床分期

0 期	Tis	N0	M0
Ⅰ 期	T1	N0, N1	M0
Ⅱ 期	T2	N0, N1	M0
	T3	N0	M0
Ⅲ 期	T1, T2	N2	M0
	T3	N1, N2	M0
Ⅳ A 期	T4a, T4b	N0, N1, N2	M0
	任何 T	N3	M0
Ⅳ B 期	任何 T	任何 N	M1

2. 病理分期

0 期	Tis	N0	M0
Ⅰ A 期	T1a	N0	M0
Ⅰ B 期	T1b	N0	M0
Ⅱ A 期	T2	N0	M0
Ⅱ B 期	T1	N1	M0
	T3	N0	M0
Ⅲ A 期	T1	N2	M0
	T2	N1	M0
Ⅲ B 期	T2	N2	M0
	T3	N1, N2	M0
	T4a	N0, N1	M0
Ⅳ A 期	T4a	N2	M0
	T4b	任何 N	M0
	任何 T	N3	M0
Ⅳ B 期	任何 T	任何 N	M1

（二）适应证

1. 手术无法切除的晚期食管癌,溃疡型慎用。

2. 吞咽困难 Ⅱ - Ⅳ 度。

3. 肿瘤位于第 7 颈椎以下。

4. 病变长度 < 10cm。

5. 预计生存时间 > 3 个月者。

6. 食管癌术后吻合口复发。

（三）禁忌证

1. 恶病质、脱水及电解质紊乱。

2. 全身转移。

3. 严重心、肺疾病,无法配合或不能耐受手术。

4. 溃疡型食管癌、食管穿孔及瘘形成者。

5. 平第 7 颈椎以上病变。

（四）操作流程

1. 术前检查

（1）病史：重点询问是否接受过放疗及化疗,有无相关疾病外科手术史。

（2）查体：重点评价 Stooler 分级、

ECOG 评分。

（3）实验室检查：血常规、肝肾功能、电解质、病毒学检查、凝血功能、肿瘤标志物等。

（4）心电图：如有异常者，必要时完善超声心动图及 24h 动态心电图等。

（5）CT：胸部 CT 增强扫描。

（6）ECT 扫描：可疑骨转移患者。

（7）组织病理学检查。

（8）其他：消化道造影检查。

2. 患者准备

（1）患者术前 12h 禁食禁水，临时予以静脉营养支持。

（2）改善全身状况如营养、水及电解质平衡、心肺功能。有炎症者需先控制感染。

（3）给予相应的药物，如地西泮、盐酸阿托品等药物，以保持患者镇静、减少腺体分泌。

（4）术前排空大小便。

（5）留置输液针。

（6）术前排除造影剂过敏，必要时需行碘过敏试验。

3. 医护准备

（1）确定食管狭窄位置和长度：常规纤维胃镜、胸 CT 检查、上消化道造影检查。

（2）术前计划：根据狭窄长度，计算出支架长度；根据狭窄位置，选择支架直径；将粒子活度、PD、CT 采集到的肿瘤靶区图像输入 TPS，计算出所需粒子颗数；导出 DVH 图，计算出肿瘤靶区最大照射剂量、平均剂量及 D100、D90、V100、V90 等。

（3）订制食管支架及 ^{125}I 粒子：根据检查结果订制镍钛记忆合金网状覆膜粒子支架，有单、双喇叭口或防反流支架，外挂可容纳单个粒子的镍钛合金丝管状粒子仓，食管支架（支架上下缘各超出病灶上下端 20mm 为宜）。

（4）^{125}I 粒子消毒。

（5）安装粒子：根据 TPS 确定的 ^{125}I 粒子颗数和分布层数，以平行或者菱形方式排布粒子，每层 4～5 颗粒子装入支架外粒子仓后装回支架输送器。

（6）准备球囊扩张器、金属导丝和支架释放器、影像快速定位标尺等。

（7）监护仪器、氧气等物品准备。

（五）具体流程

1. 以胃镜和钡餐造影结果测量食管占位长度并在体表用影像快速定位标尺标记。

2. 术前 10min 予以患者一次性口服盐酸达克罗宁胶浆 10ml，行咽喉部局部麻醉。

3. 麻醉满意后患者取仰卧位，头偏向术者一侧，有活动性义齿者需取下义齿，置入牙垫。

4. 在 X 线透视下，也可在胃镜直视下，用超滑导丝引导 H1（或 Cobra）导管通过病灶狭窄段，撤出超滑导丝，边撤回导管边注入对比剂，显示狭窄段的位置、长度及狭窄程度，若狭窄程度严重，可考虑使用球囊先行狭窄段局部扩张。

5. 再次用超滑导丝将导管引至狭窄段以远处交换引入超硬导丝，将超硬导丝远端尽量置于胃腔内。

6. 退出导管，引入支架释放系统，根据病变位置及支架长度，支架超出病灶上下缘各 20mm，释放支架，撤出支架释放系统。

7. 对严重狭窄或完全梗阻患者，导丝不能通过狭窄部位时，改用在纤维胃镜直视下将导丝通过狭窄处完成置入。

8. 如出现位置偏移，可在胃镜下取出支架，再次植入，直到支架位置正确，粒子定位准确，梗阻解除。

9. 对超长食管病变，特别是长度大于 8cm 者，可采用多根支架置入。

10.吞钡或泛影葡胺造影剂，显示支架膨胀及梗阻缓解情况。

（六）术后处理

1. 常规处理

（1）无论患者是否存在手术所致的消化道出血，均建议常规予以止血药物，防止出血。

（2）对体弱患者可适当予以静脉营养支持。

（3）疼痛程度较重患者，排除食管破裂及其他原因，可适当予以药物缓解疼痛。

（4）可常规给予止吐、抗炎、抑酸等治疗。

（5）消化道造影检查可判断支架移位程度，如存在支架脱落，必要时可行胃镜下支架取出术；支架内再狭窄需判断再狭窄性质，必要时再次行食管内支架植入术。

2. 饮食护理

（1）术后 2h 内，患者麻醉未全部消失，应禁饮食，2h 后少量饮水，4h 后温流质饮食，如牛奶、米汤等。

（2）术后第 2 天可进半流质饮食，如稀粥、面条等，1 周后过渡到普食。

（3）由于镍 - 钛记忆合金支架在温度 < 4℃ 时可任意塑形，在 > 25℃ 时，支架呈弹性状态，所以食管内照射支架置入后，患者应禁食过冷食物，食物温度在 40 ~ 45℃ 为宜，防止因支架受冷收缩而出现移位，甚至脱落。

（4）为防止支架阻塞，应避免进食大块类或粗长纤维食物；建议患者少食多餐；以坐位或半坐位进食，进食后缓慢走动数分钟；进食后饮清水以冲洗支架上的食物残渣；睡前 4h 禁食，睡觉时将枕头适当垫高。

（七）术后验证及随访

1. 术后验证 术后行胸 CT 检查，输入 TPS 行剂量验证。参考美国近距离治疗协会标准，90% 靶区所受剂量（D90）达到或超过周缘匹配剂量，100% 处方剂量覆盖的靶体积百分比（V100）≥ 95%、V200 < 50%，视为置入满意，否则视为不满意。

2. 随访常规 通过患者住院期间的相关检查、出院后定期复查及电话对患者进行随访，随访内容主要包括：患者吞咽困难程度分级评分，有无严重胸痛、出血、肺炎、食管气管瘘等相关并发症。患者术后需每月行胸部 X 线、CT 及食管钡餐等影像学检查，了解支架的位置，通畅情况、支架两端有无软组织肿块及食管病灶情况。每 2 个月行一次胃镜检查，以了解食管支架的通畅情况，如出现食管再狭窄，则需行活检，以明确狭窄原因。

（八）并发症

主要的并发症有支架脱落或移位，食管气管瘘，食管壁撕裂损伤穿孔、出血、胃食管反流，误吸等。

（九）注意事项

1. 食管癌患者需经病理证实为食管癌性梗阻。

2. 术前建议钡餐或者口服对比剂进行造影，明确梗阻类型、梗阻段长度及是否有食管气管瘘形成。

3. 术前常规进行胸部 CT 平扫及增强扫描，根据 TPS 系统制订粒子植入计划。

4. 术中需取得患者配合，常规服用口腔麻醉药物，避免由于支架植入过程中引起的反应性恶心、呕吐影响手术操作。

5. 对于造影提示狭窄程度严重者或推送器输送阻力较大者，需选用球囊预扩张，可使操作顺利进行并减少出血、穿孔等并发症的发生。支架成功释放后需再次造影证实支架在位、通畅。

6. 术后忌食冷、硬、粗糙食物，避免支架滑落、移位或阻塞。

六、胰腺癌

胰腺癌是消化系统常见的恶性肿瘤，是预后最差的恶性肿瘤之一，发病隐匿，恶性程度高，5年生存率不足5%，手术切除率低，早期容易出现远处转移和局部浸润，术后易复发转移，应强调综合治疗的观念。

手术切除可能是治愈胰腺癌的重要手段。80%～85%的初诊患者无法手术切除，可以手术切除的患者手术后中位生存时间为11～12个月。根据胰腺肿瘤的性质、部位、侵犯的范围等可有多种术式选择。随着手术技术、重症监护、营养支持等水平的不断提高，胰腺癌围术期死亡率、并发症发生率已大大降低，目前国内、外主要的胰腺癌诊疗中心的胰十二指肠切除术的围术期死亡率多在1%左右或更低。

化疗在胰腺癌的综合治疗中占有重要地位，现有的资料表明，无论是胰腺癌切除术后还是无法手术切除的胰腺癌患者，化疗对提高生存率均有一定的帮助。胰腺癌化疗可分为胰腺癌的术后辅助化疗及术前辅助化疗（新辅助化疗）。临床应用的化疗药物种类及配伍方案较多，有经外周静脉输入的全身系统化疗，也有经门静脉或肝动脉的区域性化疗。由于多数临床研究不是严格意义上的前瞻性双盲对照研究，所以得出的结论也各不相同。根据目前少数大宗病例数的前瞻性双盲对照试验结果，比较公认有效的方案为单用吉西他滨或吉西他滨与5-FU的组合，两者疗效相似。在根治性切除的胰腺癌患者中，使用吉西他滨辅助化疗，3年及5年无瘤生存率分别达23%及16%。胰腺癌的新辅助化疗目前研究的较少，从少数研究结果看，可以降低胰腺癌的术前分期，提高手术切除率，但对患者的长期生存率并无显著的影响。对于手术无法切除的胰腺癌患者，化疗可以部分缓解疼痛症状，但对其生存期的延长极其有限。

放疗是胰腺癌综合治疗的另一个重要手段，一般与化疗配合使用，且部分化疗药物如5-FU及吉西他滨等可以起到放疗增敏剂的作用。放疗可分为术前、术中及术后放疗。放疗对降低肿瘤分期、提高生存率、缓解疼痛症状均起到一定作用。但目前尚无统一的方案。适形调强放疗可以根据肿瘤三维外形调整放疗区域，增加放射剂量，均匀照射肿瘤组织，并最大限度地减少正常组织的放疗损伤，是目前胰腺癌放疗的主要手段。

对于初诊时无法切除的患者，平均生存期不到一年。同步放疗、化疗是不能手术的局部晚期胰腺癌的主要治疗手段，可以提高局部晚期胰腺癌的中位生存期，缓解疼痛症状，从而提高临床获益率。另外，对于胰腺癌术后T3或腹膜后淋巴结转移病例、局部残存或切缘不净者，术后同步放疗、化疗可以弥补手术的不足。粒子植入治疗属于肿瘤的局部治疗，属于放疗范畴，可作为手术、外放疗、介入、化疗等治疗手段的补充。

（一）分期

T：原发肿瘤。

TX 原发肿瘤无法评估。

T0 无原发肿瘤的证据。

Tis 原位癌。

T1 肿瘤最大径 ≤ 2cm。

T1a 肿瘤最大径 ≤ 0.5cm。

T1b 0.5cm ＜肿瘤最大径 ≤ 1cm。

T1c 1cm ＜肿瘤最大径 ≤ 2cm。

T2 2cm ＜肿瘤最大径 ≤ 4cm。

T3 肿瘤最大径 ＞ 4cm。

T4 肿瘤侵及腹腔干或肠系膜上动脉和（或）肝总动脉。

N：区域淋巴结。

NX 区域淋巴结转移无法确定。

N0 无区域淋巴结转移。

N1 有 1~3 个区域淋巴结转移。

N2 有 4 个或更多个区域淋巴结转移。

M：远处转移。

M0 无远处转移。

M1 有远处转移。

0 期	Tis	N0	M0
Ⅰ A 期	T1	N0	M0
Ⅰ B 期	T2	N0	M0
Ⅱ A 期	T3	N0	M0
Ⅱ B 期	T1，T2，T3	N1	M0
Ⅲ 期	T1，T2，T3	N2	M0
	T4	任何 N	M0
Ⅳ 期	任何 T	任何 N	M1

（二）适应证

1. 经病理证实手术不能切除或仅能部分切除的局限性胰腺癌，可在手术中暴露胰腺肿瘤后，直视下于肿瘤组织内或残留肿瘤组织内、亚病灶区域、切缘阳性或切缘距肿瘤太近（< 0.5cm）。

2. 在为解除黄疸而行吻合术的同时，于瘤体及瘤旁组织与淋巴回流途径种植粒子。

3. 早期能行根治性手术的患者，术后在淋巴转移途径上植入粒子，可以减少区域淋巴结清扫，并防止远处转移。

4. 失去外科手术切除机会、生理条件及年龄条件不能承受胰腺癌根治术或患者拒绝外科手术治疗，但患者的一般情况和重要脏器的功能能耐受探查手术、麻醉和术后治疗者。

5. 没有其他脏器转移或腹水。或即使有远处转移，但转移灶尚不危及生命者。

6. 放疗、化疗效果不佳或失败的病例。

7. 外照射剂量不足，作为局部剂量补充。

8. 提高生存质量，减轻疼痛、黄疸、十二指肠梗阻等，尤其有强烈镇痛愿望的患者。

（三）禁忌证

1. 有严重的出血倾向或凝血障碍者。

2. 穿刺部位皮肤或组织有感染者。

3. 神志不清或精神异常，术中无法配合者。

4. 身体状况差，恶病质，低血压者。

5. 胰头部肿瘤伴胆管梗阻、肝功能显著异常、胆管梗阻未优先解除者。

6. 广泛血行转移者。

7. 预期生存期< 3 个月者。

8. 胆、胰、十二指肠瘘。

9. 弥漫性病变。

10. 因各种原因不能完成治疗方案。

（四）操作流程

1. 术前准备　术前 2d 进半流质饮食，穿刺路径选择腹侧入路，则术前应清洁肠道，24h 内禁食，术前 12h 口服导泻药，并给予静脉营养支持治疗。必要时行胃肠减压术。准备术中超声。提前 24h 应用奥曲肽等生长抑素药物抑制胰腺外分泌。

2. 术前计划　①上腹部 CT 扫描，层厚 0.5cm，扫描前口服造影剂；②扫描后将 CT 传入 TPS，在相应层面勾画 CTV，勾画相应脊髓节段、十二指肠等危及器官；③确定处方剂量，推荐周边剂量单纯内放 110 ～ 160Gy，选取合适活度的粒子，根据所需要的处方剂量调整粒子位置及数目。

3. 具体流程

（1）术前禁食、水 6 ～ 12h，术前 30min 口服泛影葡胺 20ml+ 水 200ml，必

要时行胃肠减压术。

（2）体位可选择仰卧、斜侧卧位、俯卧位；鼻导管吸氧 3L/min，心电监护，连接静脉通道；患者体表贴 CT 定位标；CT 扫描确定肿瘤部位和植入粒子的层数，每层相距 0.5cm；进针层面以较大的肿瘤截面积、最近的穿刺通道、路径上无或少危及器官的层面为首选层面，然后标出其上下层面数；测量穿刺点到肿瘤远侧的距离及进针角度；在首选层面上根据定位标及 CT 激光灯定位线确定穿刺点，在体表做标记；手术区域消毒，铺无菌巾。

（3）1% 利多卡因局部充分浸润麻醉，安放模板，调整角度，按模板方向穿刺肿瘤，进针至所需深度，植入粒子，术后 CT 扫描粒子位置。

（4）拔出植入针，局部压迫止血，再次扫描 CT，逐层观察粒子排布，如有欠缺部位，及时补植。

（5）无菌乙醇纱布覆盖，沙袋压迫止血，将患者平移至移动病床上，医护人员全程护送至病房。

（6）回病房后继续心电监测 6～12h。禁食、水 24～48h，肛门排气后逐步恢复饮食，禁食期间注意补足水、电解质及能量。注意观察病情变化，及时发现和处理并发症。加强全身营养支持。必要时应用止血药物。

4. 术后验证　①将术后即时 CT 扫描传入 TPS，在相应层面勾画 CTV，勾画相应脊髓节段、肝等危及器官；②计算等剂量曲线；③导出术前 DVH 图；④评价粒子植入质量，如有剂量冷点择期补植。

（五）并发症及处理

1. 出血　多为穿刺至血管导致的出血，植入时出血，及时插入针芯压迫止血，然后局部压迫止血，背侧穿刺路径设计需要

避开众多血管，如术中穿刺失误，穿刺进入腹主动脉、下腔静脉及腹腔干动脉等，因腹膜后间隙出血具有自限性，退针至血管外，填塞吸收性明胶海绵并静脉应用止血药物。若出血量大，应联合其他非手术处理，包括全身及局部止血药的应用，及时补充血容量，监测血压、心率，静脉补充晶体液及胶体液，必要时输血。治疗无效则请外科医师处理如考虑剖腹止血。

2. 胰瘘　是粒子植入治疗胰腺癌最常见的并发症，也是较严重的并发症，多为术中穿刺损伤胰管引起。应术前 24h、术后 48h 应用奥曲肽等生长抑素药物抑制胰腺外分泌；手术中布源时，粒子应位于胰腺表面以下 0.5～1.0cm，术中尽可能避免穿刺针进入正常的胰腺组织及扩张的胰管，避免胰瘘的发生。胰瘘发生后应采取内科治疗，常规大量补液，应用抑制胰腺分泌的药物。

3. 急性胰腺炎　术中损伤胰管、胰组织，引起水肿、胰管梗阻或血供障碍而发生急性胰腺炎，其处理同一般急性胰腺炎的治疗。

4. 腹腔感染或脓肿形成　先支持处理，应用抗生素，超声引导下穿刺置管，抽吸后抗生素液灌洗。

5. 腹膜炎　局限性者经抗感染、支持疗法多可治愈，弥漫性腹膜炎应及时手术，去除病灶，冲洗和引流腹腔可获愈。

6. 胃肠道反应　因植入的粒子离胃及十二指肠较近，引起胃及十二指肠慢性炎症而出现不同程度的消化道症状，如恶心、呕吐、食欲差。经对症治疗后症状可缓解。

7. 乳糜瘘　植入针穿刺过深或植入粒子时植入针未能控制好引起淋巴管损伤，可造成淋巴液外漏。经对症治疗可好转。

8. 胃溃疡　穿刺路径设计尽可能避免

经过胃，如前入路必须经过胃，则术前、术后各禁食 24h，并应用静脉营养支持、抗感染及抑制胃酸分泌治疗。

9. 肠漏 前路穿刺路径中需要经过小肠时要缓慢进针，邻近小肠时，可以采用颤动针尖刺激小肠以使小肠主动避让，或用推压法挤压肠道，避免小肠损伤。如术中穿刺经过小肠，则术后禁食 48h，并应用静脉营养支持、抗感染治疗。穿刺路径禁止从结肠经过。

10. 粒子移位 放射性粒子在种植术后可能发生移位、迁移或丢失而引起感染、放射热点和冷点、栓塞等并发症。术后摄腹部 X 线平片了解粒子空间排列分布情况并核对粒子数目。为了避免放射性损伤，对于重要脏器如肠管、重要大血管等，粒子植入间距最好不要 < 10mm，以免引起不良反应。因为距离上述器官太近、放射性剂量叠加过大会导致重要脏器放射性损伤。

（六）术后随访

放射性粒子植入治疗后患者应在术后 1、2 个月，之后每 3 个月复查，CT 扫描和 CA19-9 检查以了解治疗效果，明确患者是否有局部肿瘤进展、复发、转移等情况，之后的 2 年内每 3 ～ 6 个月复查 1 次。

七、肝癌

我国是肝癌的高发国家，原发性肝癌发病率高，且病死率高。肝癌治疗的目的主要有三，即根治、延长生存期和减轻痛苦。为达此目的，治疗原则也有三，即早期治疗、综合治疗与积极治疗。

早期有效的治疗是提高肝癌疗效最主要的方面。有两个时机临床上颇为重要：一是癌结节增大到直径 5cm 以前；二是门静脉主干癌栓出现前。前者经正确治疗有根治希望；后者经积极治疗多可延长生存期，少数有根治可能。原发性肝癌属多因素、多阶段形成的癌症，理论上难以找到如同链霉素对结核杆菌一样有特效的药物。为此，综合治疗乃必由之路。它包括不同治疗方法或相同治疗方法的不同治疗剂的联合与序贯应用。近年肿瘤局部治疗的兴起具有战略意义。积极治疗有两重含义，一乃积极的治疗态度；二乃反复多次的治疗。以手术为例，包括复发的再切除，以及不能切除肝癌的降期后切除；以放射介入治疗为例，一次治疗多难获得好的疗效，而反复多次则可能获得较好的效果；小肝癌的瘤内无水乙醇注射也一样，一次注射难以彻底，多次则有治愈的可能。

目前肝癌的治疗手段包括手术、介入治疗、放疗、化疗、靶向治疗、免疫治疗等。手术切除仍是其首选治疗方法，但手术切除率低，仅有 20% ～ 30% 的患者可以接受手术治疗。肝移植理论上具有彻底切除肝内肿瘤同时解除肝硬化的优势，但是术后仍有较高的复发及转移率，使得肝移植的生存率令人很不满意。对于未能手术切除的肝癌患者，肝动脉栓塞化疗是首选的介入治疗疗法，但是对于对温度刺激敏感的近肾上腺区的肿瘤及近血管、肠道、胆管、肝门等特殊部位的肿瘤，治疗仍然受限。^{125}I 粒子植入术以其创伤小、操作简单、近期疗效确切、局部适形、不良反应少等优点而逐渐受到临床的关注，在肝癌治疗中具有重要意义。

（一）分期

T：原发肿瘤。

TX 原发肿瘤无法评估。

T0 无原发肿瘤的证据。

T1a 单个肿瘤最大径 ≤ 2cm，有或无血管浸润。

T1b 单个肿瘤最大径 > 2cm，无血管浸润。

T2 单个肿瘤最大径＞2cm 伴肝内血管浸润，或多发肿瘤，最大径均≤5cm。

T3 多发肿瘤，任一肿瘤最大径＞5cm。

T4 肿瘤直接侵及胆囊以外的邻近器官（包括膈肌），或侵及门静脉或肝静脉的主要分支，或肿瘤穿透脏腹膜。

N：区域淋巴结。

NX 区域淋巴结转移无法确定。

N0 无区域淋巴结转移。

N1 有区域淋巴结转移。

M：远处转移。

M0 无远处转移。

M1 有远处转移。

Ⅰ A 期	T1a	N0	M0
Ⅰ B 期	T1b	N0	M0
Ⅱ 期	T2	N0	M0
Ⅲ A 期	T3	N0	M0
Ⅲ B 期	T4	N0	M0
Ⅳ A 期	任何 T	N1	M0
Ⅳ B 期	任何 T	任何 N	M1

（二）适应证

1. 不愿外科切除手术者。

2. 肝功能有较明显损害，不适宜肝切除术者。

3. 局部晚期无法手术切除者。

4. 肿瘤直径≤7cm。

5. 术后残留和（或）瘤床切缘阳性。

6. TACE 治疗后控制不佳者或 TACE 后粒子植入治疗的序贯综合治疗者。

7. 肝切除术后近期复发的小癌灶，不适宜或者不愿接受再次肝切除者。

（三）禁忌证

1. 一般状况差，有明显心、肺、肾等重要脏器器质性病变。

2. 明显脾大及脾功能亢进。

3. 肿瘤侵犯大血管。

4. 有严重的出血倾向或凝血障碍者。

5. 穿刺部位皮肤或组织有感染者。

6. 神志不清或精神异常，术中无法配合者。

7. 广泛远处转移者。

8. 预期生存期＜3 个月者。

9. 肝功能 Child-Pugh 分级：C 级，经治疗未改善者。

（四）操作流程

1. 术前计划 上腹部 CT 扫描，层厚 0.5cm，扫描前口服造影剂；扫描后将 CT 传入 TPS，在相应层面勾画 CTV，勾画相应脊髓节段、全肝、十二指肠等危及器官；确定处方剂量，选取合适活度的粒子，肿瘤匹配周边剂量（matched peripheral dose, MPD）为 110～160Gy，根据所需要的处方剂量调整粒子位置及数目。计算等剂量曲线。导出术前 DVH 图。

2. 具体流程

（1）根据病灶不同位置和术前计划，选取适当体位，如俯卧、仰卧、左侧卧、右侧卧等。扫描前用自制栅格贴于进针大致位置，以 0.5～1.0cm 层厚扫描，选择进针平面，设计模拟进针路线，将预定进针点在皮肤表面做出标记，同时测量进针深度和角度。常规消毒，铺巾，局麻。

（2）在 CT 引导下，采用分步进针法，将 18G 穿刺针分别进至靶点，按照"巴黎原则"（放射源呈直线排列，相互平行且距离相等），以 0.5～1.0cm 间隔逐颗将 ^{125}I 粒子植入到瘤体内。即刻 CT 扫描，观察粒子的位置及有无肝包膜下出血等，必要时补充布源，满意后拔出植入针，局部压迫止血，无菌纱布覆盖，沙袋压迫止血。将患者平移至移动病床上，医护人员全程护送至病房。术后卧床 8h，常规给予抗感染、止血、保肝治疗 3～5d，并复查血常规、肝肾功能。

3. 术后验证　术后 1 周内行上腹部 CT 扫描，层厚 0.5cm，扫描后将 CT 传入 TPS，在相应层面勾画 CTV，勾画相应脊髓节段、肝等危及器官，计算等剂量曲线，导出术后 DVH 图，评价粒子植入质量，如有剂量冷点择期补植。

（五）并发症及处理

1. 疼痛　患者术中出现穿刺部位疼痛，部分需于术中应用镇痛药物，大部分患者均可耐受至治疗结束。

2. 肝和胆管出血　少量出血无须处理；若出血量大，应用药物止血、输血等对症处理；大出血难以控制时，可急诊介入或外科手术干预。

3. 白细胞下降　通常表现为 I° 下降，对症口服升白细胞药物可恢复正常。

4. 粒子游走　术后 1 周应常规行 X 线片，如条件允许，可行 CT 检查，了解放射性粒子分布情况，以便及时补救。

5. 放射性肝损伤　放射性粒子对正常肝组织的损伤微弱，仅有极少数造成轻微的肝功能损害。对放射性肝损伤的患者，应让其卧床休息，减少肝糖原的分解，减少体力和热能的消耗，增加高纤维素、低脂食物，给予对症支持治疗，降低转氨酶、胆红素含量，恢复肝功能。

6. 术后感染　肝癌患者一般营养状况较差，机体防御屏障又遭到破坏，经皮穿刺和术中植入都有引起术后感染的可能，一旦发生术后感染应及时应用抗生素治疗。

7. 恶心呕吐　部分患者术后可有发生，予止吐对症治疗后可缓解。

8. 粒子植入区域皮肤破溃、窦道形成　术中应减少进针次数，尽量 1 个穿刺针道植入多个粒子。

八、宫颈癌

宫颈癌是我国妇女常见的恶性肿瘤之一，宫颈癌患者一旦诊断明确，就应拟定最恰当的治疗方案。治疗方案的确定与患者的年龄、一般情况、病灶的范围、有无并发症存在等有关，因此在治疗前必须对患者进行全身检查，并结合各种脏器及系统功能检查结果考虑和制订治疗方案。

浸润型宫颈癌的治疗应包括对原发灶和可能的转移灶的恰当处理，尽管手术和放疗均可作为首选治疗，但手术治疗主要用于治疗 I 期和早 II A 期的患者，有些欧洲和日本治疗中心对 II B 期的患者仍首选手术治疗。I A1 期患者，切缘阴性的锥切活检和阴性宫颈诊刮术是足够的治疗。如果将来无生育的要求，则考虑筋膜外子宫切除术。I A2 期患者，建议行改良的根治性子宫切除术和盆腔淋巴结切除术；有手术禁忌证者，可采用腔内放疗。许多早期宫颈癌患者年纪轻，要求保留生育功能，可选择手术切除原发肿瘤和区域性淋巴结，根治性宫颈切除和腹腔镜下盆腔淋巴结切除术及经腹根治性宫颈切除术。I B1 期和 II A 期的患者尽管采用放疗能达到相等的疗效，但临床上往往采用根治性子宫切除术和盆腔淋巴结切除术。II B—IV A 根治性的外照射加腔内放疗是治疗晚期宫颈癌的金标准，同时采用铂类为主的同步放疗、化疗。

手术或放疗后 1 年内复发率为 50%，2 年内复发率为 70%～80%，盆腔内复发率为 70%，对于晚期特别是经综合治疗后局部未控制或复发转移的宫颈癌患者治疗效果较差，5 年生存率为 3.2%～13.0%，生存率低，是当前宫颈癌治疗的一大难题。^{125}I 粒子植入治疗肿瘤技术作为近距离放疗的一种方式，具有安全有效、创伤小、适形度高、靶点准、局部控制率高、并发症少、近期疗效显著等优点，给宫颈癌复发转移患者提供了有效的补救治疗手段。

（一）分期

T：原发肿瘤。

TX 原发肿瘤无法评估。

T0 无原发肿瘤证据。

Tis 原位癌（浸润前癌）。

T1（FIGO Ⅰ期）肿瘤局限于宫颈。

T1a（FIGO Ⅰ A 期）仅在显微镜下可见的浸润癌，从上皮基底部向下测量，间质浸润深度不超过 5mm，宽度不超过 7mm。

T1a1（FIGO Ⅰ A1 期）间质浸润深度不超过 3mm，宽度不超过 7mm。

T1a2（FIGO Ⅰ A2 期）间质浸润深度大于 3mm，但不超过 5mm，宽度不超过 7mm。

T1b（FIGO Ⅰ B 期）局限于宫颈的临床可见病灶，或镜下病变范围大于 T1a/ Ⅰ A2 期。

T1b1（FIGO Ⅰ B1 期）临床可见病灶，最大径≤ 4cm。

T1b2（FIGO Ⅰ B2 期）临床可见病灶，最大径＞ 4cm。

T2（FIGO Ⅱ期）肿瘤侵及宫旁组织，但未达盆壁，或未达阴道下 1/3。

T2a（FIGO Ⅱ A 期）无宫旁组织浸润。

T2a1（FIGO Ⅱ A1 期）临床可见病灶，最大径≤ 4cm。

T2a2（FIGO Ⅱ A2 期）临床可见病灶，最大径＞ 4cm。

T2b（FIGO Ⅱ B 期）有宫旁组织浸润。

T3（FIGO Ⅲ期）肿瘤累及阴道下 1/3，或侵及盆壁，或导致肾盂积水或无功能肾。

T3a（FIGO Ⅲ A 期）肿瘤累及阴道下 1/3。

T3b（FIGO Ⅲ B 期）肿瘤侵及盆壁，或导致肾盂积水或无功能肾。

T4（FIGO Ⅳ A 期）肿瘤侵犯膀胱或直肠黏膜，或超出真骨盆。

N：区域淋巴结。

NX 区域淋巴结转移无法确定。

N0 无区域淋巴结转移。

N1 有区域淋巴结转移。

M：远处转移。

M0 无远处转移。

M1 有远处转移（包括腹股沟淋巴结、腹膜内病变）。除外阴道、盆腔浆膜和附件转移。

0 期	Tis	N0	M0
Ⅰ期	T1	N0	M0
Ⅰ A 期	T1a	N0	M0
Ⅰ A1 期	T1a1	N0	M0
Ⅰ A2 期	T1a2	N0	M0
Ⅰ B 期	T1b	N0	M0
Ⅰ B1 期	T1b1	N0	M0
Ⅰ B2 期	T1b2	N0	M0
Ⅱ期	T2	N0	M0
Ⅱ A1 期	T2a1	N0	M0
Ⅱ A2 期	T2a2	N0	M0
Ⅱ B 期	T2b	N0	M0
Ⅲ期	T3	N0	M0
Ⅲ A 期	T3a	N0	M0
Ⅲ B 期	T3b	任何 N	M0
	T1, T2, T3	N1	M0
Ⅳ A 期	T4	任何 N	M0
Ⅳ B 期	任何 T	任何 N	M1

（二）适应证

1. 综合治疗后复发转移者。

2. 有手术禁忌，无法手术切除。

3. 侵犯大血管（髂总、内、外血管转移）、盆壁、膀胱、直肠、尿道、阴道残端、阴道壁等局部晚期无法手术切除。

4. 常规放疗不敏感者或放疗后补量。

5. 出现顽固性疼痛、梗阻、出血等并发症时。

6. 预期患者生存期至少在 3 个月以上者。

（三）禁忌证

1. 恶病质。

2. 肿瘤侵犯大血管，或压迫血管有血栓形成风险者。

（四）操作流程

1. 术前准备　术前 1d 会阴部备皮，术前 12h 流食，口服缓泻剂及补液，术前 30min 留置尿管。

2. 术前计划　盆腔 CT 扫描，层厚 0.5cm，扫描后将 CT 传入 TPS，在相应层面勾画 CTV，勾画膀胱、尿道、直肠等危及器官。确定处方剂量，选取合适活度的粒子，靶区剂量 D90 为 120 ～ 160Gy。如果作为外放疗的补充剂量，建议处方剂量为 110 ～ 140Gy。根据所需要的处方剂量调整粒子位置及数目。计算等剂量曲线。导出术前 DVH 图。

3. 具体操作流程　选择硬膜外麻醉或局麻。体位仰卧位、侧卧位、俯卧位、截石位，必要时臀部垫高。手术区域消毒，铺无菌巾。CT 扫描确定肿瘤部位，选取穿刺层面，测量穿刺点到所选层面的距离及进针角度，按预计的穿刺路径置入穿刺针，经会阴、阴道或直肠纵向植入，进针位置选择肿瘤中心位置，最近的穿刺通道，躲开重要血管、膀胱及尿道。植入粒子，植入粒子间距 1cm，需要根据术前计划及影像提供的肿瘤活性区域范围调整粒子的分布，既要避免剂量冷点，又要避免粒子植入无活性区域。拔出植入针，局部压迫止血，扫描 CT，逐层观察粒子排布，如有欠缺部位，及时补植。将患者平移至移动病床上，

医护人员全程护送至病房。

4. 术后验证　术后 1 周内行盆腔 CT 扫描，层厚 0.5cm，扫描后将 CT 传入 TPS，在相应层面勾画 CTV，勾画膀胱、尿道、直肠等危及器官，计算等剂量曲线，导出术后 DVH 图，评价粒子植入质量，如有剂量冷点择期补植。

（五）并发症

放射性粒子组织间植入治疗宫颈癌，手段安全、微创，很少发生并发症。

九、前列腺癌

前列腺癌是男性最常见的恶性肿瘤之一，在世界范围内，前列腺癌发病率在男性所有恶性肿瘤中位居第二。亚洲前列腺癌的发病率远远低于欧美国家，但近年来呈现上升趋势。目前对局限性前列腺癌主要采用手术、内分泌治疗、外照射和组织间插植近距离放疗等方法。

局限性前列腺癌患者拥有众多的治疗选择，包括随访观察、前列腺癌根治术、外照射放疗、粒子植入放疗和冷冻治疗等。每种治疗方式都有各自的适应证，也有着不同的不良反应。年龄和预期寿命也必须在治疗选择的考虑之列。前列腺癌患者多为老年男性，众多的并发症可能会加重前列腺癌的治疗不良反应。局限性前列腺癌的治疗是多学科综合治疗的典范，需要个体化地评估局部治疗后的复发危险并选择有效的辅助治疗。不同于肺癌，前列腺癌可能具有非常惰性的自然病史。自然死亡男性的尸检证实，前列腺瘤在高龄人群中患病率很高，但相当一部分表现为潜伏性病变，并非致死原因。在欧美国家，由于前列腺癌筛查和健康教育的普遍开展，容易发现一些没有临床意义（亦即没有致命威胁）的前列腺癌。总体上说，过度诊

断常见于老年男性，而年轻、健康的男性如果患有恶性程度高的前列腺癌，则会从早期诊断和确切治疗中受益。由于目前国内大部分的前列腺癌患者是出现症状而就诊，病变分期又明显晚于欧美国家，因此诊断和治疗应遵循具有致命威胁的前列腺癌。

在过去的 30 年间，前列腺癌的手术和放疗都有了明显的进步，能够提供更确切的局部治疗，同时不良反应也明显减少。以往的研究往往支持根治性手术能够达到更好的肿瘤控制效果，这可能是由于过去放疗的病例往往为老年患者、合并较多并发症、肿瘤级别和分期更高。近年随着三维适形放疗、调强放疗等技术进步，放疗对局限性前列腺癌能达到良好的治疗效果。因此，对于局限性前列腺癌患者而言，究竟是手术还是放疗更合适仍有争论。目前，治疗的并发症和就诊的中心能够提供哪种更为成熟、更有经验的治疗手段是影响患者选择的主要因素。

2007 年，美国癌症协作网（NCCN）的治疗指南反映了局限性前列腺癌的治疗需要综合考虑预期生存时间和肿瘤的进展危险。根据这一指南，预期生存时间 < 10 年满足低危前列腺癌标准的患者可以选择随访观察或放疗，如果预期寿命 > 10 年，低危和中危的前列腺癌则建议行前列腺癌根治术或放疗。高危的前列腺癌患者除了接受局部治疗外，可能还需要接受辅助内分泌治疗。

前列腺粒子植入治疗是指在超声或者 CT 引导下在前列腺内植入放射活性物质。从理论上放射性粒子植入治疗有着诱人的优势：能够提高放射剂量并且满足适形照射的要求。由于粒子植入的过程耗时短，且是在局部麻醉下施行，患者可以迅速出院并返回正常的生活状态。虽然粒子植入治疗具有许多理论上的优势，但是目前为止这方面的临床经验往往局限于单中心、回顾性研究。因此，很难比较粒子植入治疗与外放疗或前列腺癌根治术的优劣，同时粒子植入治疗受操作技术、放射源、剂量的显著影响。就现有的资料而言，粒子植入治疗对低危前列腺癌的效果与根治性手术或外放疗相似，对于具有高危因素的患者疗效仍逊于后者。

（一）分期

T：原发肿瘤。

TX 原发肿瘤无法评估。

T0 无原发肿瘤证据。

T1 临床前列腺隐匿性肿瘤。

T1a 前列腺隐匿癌，在 ≤ 5% 的切除组织中通过组织病理学发现。

T1b 前列腺隐匿癌，在 > 5% 的切除组织中通过组织病理学发现。

T1c 肿瘤经穿刺活检证实 [如由于前列腺特异性抗原（PSA）升高]。

T2 肿瘤局限于前列腺。

T2a 肿瘤累及一侧叶的一半或更少。

T2b 肿瘤累及大于一侧叶的一半，但仅累及一侧叶。

T2c 肿瘤累及两侧叶。

T3 肿瘤突破前列腺被膜。

T3a 肿瘤浸润达前列腺外（单侧或双侧），包括显微镜下发现的膀胱颈受累。

T3b 肿瘤侵及单侧或双侧精囊。

T4 肿瘤固定或侵及除精囊外的邻近结构，包括侵及外括约肌、直肠、肛提肌和（或）盆腔壁。

N：区域淋巴结。

NX 区域淋巴结转移无法确定。

N0 无区城淋巴结转移。

N1 有区域淋巴结转移。

M：远处转移。

M0 无远处转移。

M1 有远处转移。

M1a 非区域淋巴结转移。

M1b 骨转移。

M1c 其他部位转移。

Ⅰ期	T1，T2a	N0	M0
Ⅱ期	T2b，T2c	N0	M0
Ⅲ期	T3，T4	N0	M0
Ⅳ期	任何 T	N1	M0
	任何 T	任何 N	M1

（二）适应证

1. 同时符合以下 3 个条件为单纯近距离治疗的适应证。

（1）临床分期为 T1～2a 期。

（2）Gleason 评分为 2～6 分。

（3）PSA＜10ng/ml。

2. 符合以下任一条件为近距离治疗联合外放疗的适应证。

（1）临床分期为 T2b、T2C。

（2）Gleason 评分 8～10 分。

（3）PSA＞20ng/ml。

（4）周围神经受侵。

（5）多点活检病理结果为阳性。

（6）双侧活检病理结果为阳性。

（7）MRI 检查明确有前列腺包膜膜外侵犯。

3. Gleason 评分为 7 分或 PSA 为 10～20ng/ml 者则要根据具体情况决定是否联合外放疗。

4. 近距离治疗联合雄激素阻断治疗的适应证。

（1）术前前列腺体积＞60ml，可以使用雄激素阻断治疗使前列腺缩小。

（2）局部晚期及中高危前列腺癌可用放射性粒子治疗联合内分泌治疗。

（三）禁忌证

1. 主要禁忌证　①预计生存期＜5 年；②经尿道前列腺切除术后缺损较大或预后不佳；③一般情况差，不能耐受手术；④明确有远处多发转移。

2. 相对禁忌证　①腺体＞60ml，或中叶重度突入膀胱；②既往有经尿道前列腺切除术史；③精囊受侵；④严重糖尿病，不能很好控制；⑤多次盆腔放疗及手术史；⑥尿路刺激症状重，前列腺症状评分高。

（四）操作流程

1. 术前计划

（1）根据 CT 扫描，评估前列腺体积。

（2）扫描后将 CT 传入 TPS，在相应层面勾画 CTV，勾画膀胱、尿道、直肠等危及器官。

（3）确定处方剂量，选取合适活度的粒子，自动载入，根据所需要的处方剂量调整粒子位置及数目。目前用于粒子治疗的放射性核素常选用 ^{125}I 粒子及 ^{103}Pd 粒子。美国近距离治疗协会（American Brachytherapy Society，ABS）建议对单纯近距离治疗的患者 ^{125}I 粒子的处方剂量为 144Gy，^{103}Pd 为 115～120Gy；联合外放疗者，外放疗的剂量为 40～50Gy，而 ^{125}I 和 ^{103}Pd 粒子的照射剂量分别调整为 10～110Gy 和 80～90Gy，而至于外放疗和近距离治疗的次序，多数学者建议先行外放疗再行近距离治疗，以减少放疗并发症。

（4）计算等剂量曲线。

（5）导出术前 DVH 图。

2. 手术操作过程

（1）术前 1d 会阴部备皮，术前 12h 流食，术前 6h 口服缓泻剂后禁食，术前 30min 留置尿管或连续硬膜外麻醉后再留置尿管。

（2）麻醉选择腰麻、连续硬膜外麻醉

或全身麻醉。

（3）患者取仰卧截石位，并尽可能保持与床面垂直，固定阴囊。

（4）安装模板固定架。

（5）手术区域消毒，铺无菌巾。

（6）安装步进器、模板和直肠超声探头。用水囊密封直肠探头，排空气体，确保没有气泡后置入直肠，固定在探头固定架上。与步进器连接。

（7）经模板避开尿道向前列腺穿刺2～4根植入针，固定前列腺，防止粒子插植时前列腺发生移位。

（8）获取前列腺超声图像从前列腺基底部至顶部逐层扫描前列腺，层厚0.5cm。

（9）将前列腺超声图像传入TPS，勾画靶区，制订治疗计划，载入粒子，治疗计划提供粒子植入针分布、植入针数目、粒子位置和数目，显示剂量分布。得出DVH图及粒子装载报告。

（10）按照粒子装载报告于模板固定的坐标孔内置入植入针，超声显示针尖达预计层面，一次性布针。

（11）根据粒子装载报告植入粒子。

（12）拔出植入针，局部压迫止血。

（13）无菌乙醇纱布覆盖，压迫止血。

（14）将患者平移至移动病床上，医护人员全程护送至病房。

（15）术后回病房后继续心电监测6～12h。注意观察病情变化，及时发现和处理并发症。加强全身营养支持。应用止血药物。

（16）术后行CT扫描，确定粒子植入位置。

3. 术后验证 ①术后1周内行前列腺CT扫描，层厚5mm；②扫描后将CT通过DICOM接口直接传入TPS，在相应层面勾画CTV，勾画膀胱、尿道、直肠等危及器官；③识别粒子布局后，计算等剂量曲线；④导出术后DVH图；⑤评价粒子植入质量，如有剂量冷点择期补植。

4. 随访 术后应定期了解患者的排尿、排便及性功能等情况，并做相应的治疗。每2～3个月做直肠指检，直肠指检可以了解前列腺局部情况。复查PSA。

（五）并发症及处理

1. 近期并发症 主要是直肠黏膜及尿道的充血、水肿、感染、溃疡、出血，表现为尿路刺激症状、血尿、尿路梗阻、大便次数增加、里急后重、黏液样便、便血等不适症状，大多数患者持续时间较短，程度会逐渐减轻，内科对症处理即可。

2. 远期并发症 最多见的是尿失禁，其次是尿道狭窄及直肠炎。严重者可出现直肠溃疡，甚至尿道直肠瘘。

十、软组织肿瘤

软组织肉瘤发病率低，仅占成人全部恶性肿瘤的1%，占20岁以下群体恶性肿瘤的7%，占儿童恶性肿瘤的15%，平均年龄50—55岁。软组织肉瘤可发生于机体几乎所有的解剖部位，分为内脏软组织肉瘤（源于胃肠和泌尿生殖器官等）和非内脏软组织肉瘤（源于头颈、躯干和四肢的肌肉、筋腱、脂肪、胸膜、滑膜和结缔组织等）。

软组织肉瘤由于其特殊的生物学特性，单纯外科手术已不能满足临床需求。近代治疗观点对治疗肉瘤提出更高要求，应通过各科专家会诊、讨论，发挥各自及整体优势，为患者提供系统、全面合理的治疗方案，尽量减少治疗上的失误。软组织肉瘤在治疗前应明确高、低分级。低度恶性肉瘤要扩大手术切除范围，手术操作应在肿瘤周围的正常组织内进行，这样才能减少局部复发。而高度恶性的肉瘤除采取合适手术方式外，更应采用综合治疗方案，包括手术与辅助性放疗及化疗结合，以期获取较好疗效。软组织肉瘤的预后与肿瘤大小、部位、深度、分级有关。目前更强调重视某些肉瘤的组织学亚型。如有些脂肪肉瘤、横纹肌肉瘤、滑膜肉瘤、恶性神经鞘膜瘤常位于组织深部，多属于高分级肿瘤，类似的组织学亚型肿瘤致死率及转移率常较高。临床实践中更应注意术前对肉瘤的评估，而这种评估则基于病史、体征、影像学检查及临床经验。高危患者的概念包括：①高分级肉瘤；②肿瘤直径＞5cm；③肿瘤侵及筋膜深处。凡属以上几点者，均应采取综合治疗。目前已将软组织肉瘤生物学特性作为监测选择治疗的依据。应用流式细胞仪检测软组织肉瘤细胞核 DNA 倍体，因此建议对低分级及二倍体肿瘤的治疗以手术为主，而高分级异倍体肿瘤应行综合治疗。软组织肉瘤手术前需判断肿瘤能否切除，病理类型，生长部位，浸润周围组织的范围，是否累及周围血管、神经、骨骼、邻近脏器，以便确定手术切除的范围及深度。肢体肉瘤需明确是否一定要截肢，如采用截肢是否过度；不截肢者局部复发及转移的危险性如何，有无更合理的治疗方法等。

20 世纪 70 年代后，肢体肉瘤保肢手术已渐为推崇及接受。合理完善的综合治疗，已使截肢率明显下降，生存率逐年上升。因此，对于肉瘤的综合治疗应于术前即开始考虑应用。如手术前化疗、肢体动脉插管化疗、局部介入化疗、动脉热灌注药物、术前放疗等，均应根据不同治疗模式予以考虑制订。新辅助化疗的应用，可使肿瘤缩小，反应区范围变小，有助于手术实施。经过动脉灌注化疗药，使肿瘤坏死率＞90% 的病例屡见不鲜。此类治疗在保肢手术中占有重要地位。外科医师在治疗肉瘤前要充分评估各种治疗措施的利弊，合理综合应用，达到最佳疗效。软组织肉瘤可发生于全身各部位，需和相关外科医师共同合作完成。除考虑病变的解剖部位外，还应结合影像学检查，根据肿瘤分期与分级来确定手术范围及切缘。

对于各期软组织肿瘤的治疗大概原则如下：Ⅰ期以手术切除为主，Ⅱ-Ⅲ期选择以下 4 种方式：①手术＋术后放疗 ± 化疗，随访；②术前放疗＋手术＋术后辅助化疗；③术前化疗＋手术＋术后放疗 ± 化疗；④术前放化疗＋手术＋术后放疗 ± 化疗。无法手术切除的，可行根治性放疗。对于弥散转移的患者，无症状者，可定期观察，尤其是无病生存时间很长或转移瘤体积很小时，也可进行姑息性治疗（放化疗或姑息性手术），治疗的效果取决于肿瘤的生长速度和患者的全身状况。对于有症状者，推荐进行立体定向放射治疗、消融治疗（射频消融、冷冻消融）或栓塞治疗联合全身治疗。近距离治疗，可单独或联合其他治疗方式用于软组织肉瘤的治疗。保肢手术联合近距离治疗能够提高肿瘤局部控制率已经得到证实。

（一）分期

T：原发肿瘤。

TX 原发肿瘤无法评估。

T0 无原发肿瘤证据。

四肢及躯干表浅软组织。

T1 肿瘤最大径≤ 5cm。

T2 5cm ＜肿瘤最大径≤ 10cm。

T3 10cm ＜肿瘤最大径≤ 15cm。

T4 肿瘤最大径 ＞ 15cm。

腹膜后

T1 肿瘤最大径≤ 5cm。

T2 5cm ＜肿瘤最大径≤ 10cm。

T3 10cm ＜肿瘤最大径≤ 15cm。

T4 肿瘤最大径＞ 15cm。

头颈部

T1 肿瘤最大径≤ 2cm。

T2 2cm ＜肿瘤最大径≤ 4cm。

T3 肿瘤最大径＞ 4cm。

T4a 肿瘤侵及眼眶、颅底或硬脑膜、中央室脏器、面部骨骼和（或）翼状肌。

T4b 肿瘤侵及脑实质，包裹颈动脉，侵及椎前肌或沿周围神经侵犯中枢神经。

胸腹部脏器

T1 肿瘤局限于单个器官。

T2a 肿瘤侵及浆膜或脏腹膜。

T2b 镜下可见肿瘤组织向浆膜外扩散。

T3 肿瘤侵及其他器官或肉眼可见肿瘤向浆膜外扩散。

T4a 一个器官内的不超过 2 个分区的多病灶肿瘤。

T4b 超过 2 个但不多于 5 个分区的多病灶肿瘤。

T4c 多于 5 个分区的多病灶肿瘤。

N：区域淋巴结。

NX 区域淋巴结转移无法确定。

N0 无区域淋巴结转移。

NI 有区域淋巴结转移。

M：远处转移。

M0 无远处转移。

M1 有远处转移。

Ⅰ A 期	T1	N0	M0	G1，GX 低级别
Ⅰ B 期	T2，T3，T4	N0	M0	G1，GX 低级别
Ⅱ 期	T1	N0	M0	G2，G3 高级别
Ⅲ A 期	T2	N0	M0	G2，G3 高级别
Ⅲ B 期	T3，T4	N0	M0	G2，G3 高级别
	任何 T	N1	M0	任何 G
Ⅳ 期	任何 T	任何 N	M1	任何 G

（二）适应证

1. 肿瘤局部晚期无法手术或不愿接受手术者；肿瘤直径≤ 7cm。

2. 术中肉眼或镜下可见残留。

3. 术后复发无法再次手术者。

4. 放疗后复发。

5. 转移性肿瘤或术后残留转移灶已失去手术机会者。

6. 局部进展期肿瘤与手术 / 外照射联合进行局部补量。

7. 局部进展期肿瘤难以控制，或已有远位转移但局部症状较重者，为达到姑息性治疗的目的，也可行放射性粒子植入治疗。

（三）禁忌证

1. 一般情况差、恶病质或不能耐受放射性粒子植入治疗者。

2. 肿瘤局部存在活动性出血，并发严重感染，大范围溃疡、坏死者。

3. 皮肤淋巴水肿者。

4. 估计患者预期寿命不超过 6 个月者。

（四）操作流程

1. 术前计划　完善患者术前检查，扫描后将 CT 或 MR 图像传入 TPS，在相应层面勾画 CTV，勾画相应危及器官；确定处方剂量（D90：120 ～ 160Gy，放疗后复发者：110 ～ 140Gy），选取合适活度的粒子，根据所需要的处方剂量调整粒子位置及数目。计算等剂量曲线。导出术前 DVH 图。

2. 手术操作流程

（1）体位固定：根据患者具体病变部位，选择合适体位，采用真空袋联合肢体固定器进行体位固定。

（2）获取图像：进行增强扫描，再次确定靶区范围、周围重要危及器官、大血管及神经的位置，确定进针路径。

（3）体表标记：根据进针路径，在患

者体表标记进针点。

（4）插植粒子针、植入粒子：常规消毒铺巾、局部麻醉后（若需要腰麻时，应先进行腰麻，再进行体位固定），逐根插植粒子针，实时扫描调整，直至粒子针到达理想位置后，再次全靶区扫描确定位置无误后，植入放射性粒子。

（5）植入完毕，拔出植入针，局部压迫止血。无菌乙醇纱布覆盖。将患者平移至移动病床上，医护人员全程护送至病房。

（6）术后回病房后继续心电监测6～12h。注意观察病情变化，及时发现和处理并发症。加强全身营养支持。应用止血药物。术后行 CT 扫描，确定粒子植入位置。

3. 术后验证　将术后图像传入 TPS 进行剂量验证、复核植入放射性粒子的数目及剂量分布。

（五）并发症及处理

1. 皮肤反应　放射性 ^{125}I 粒子植入治疗表浅软组织肉瘤最常见的并发症是皮肤反应。放射性粒子应距离皮肤至少 1cm 可降低皮肤反应的发生。Ⅱ级以下皮肤反应可给予局部对症治疗，若为Ⅲ级以上皮肤反应需进行外科处理，必要时行皮瓣移植术。

2. 血管、神经损伤　Ⅱ级以下可给予局部对症治疗，有些可在 6～9 个月缓解；若为Ⅲ级以上应尽早外科处理。放射性粒子与重要的血管、神经间距应≥1cm，可预防此类并发症的发生。

3. 粒子移位或栓塞　粒子移位无严重并发症发生，通常不需要特殊处理。